# 美顔鍼
## Cosmetic Acupuncture

美顔率と解剖機能からのアプローチ

土門 奏

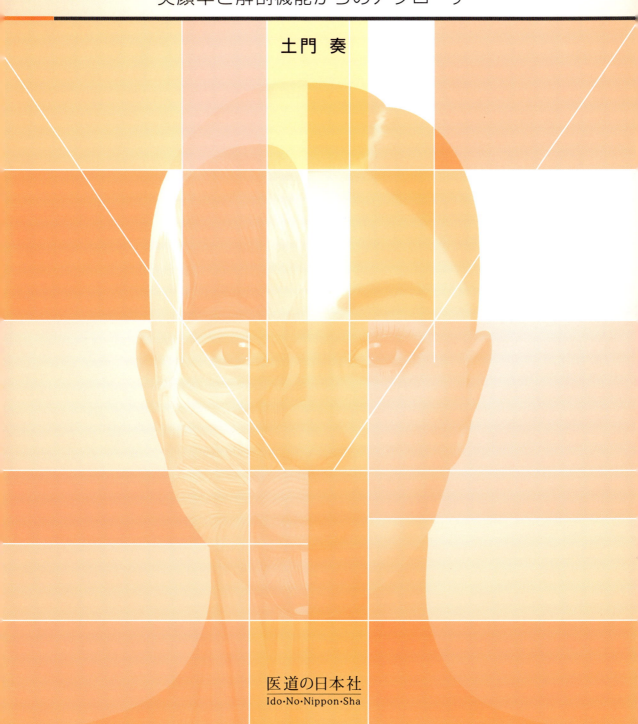

医道の日本社
Ido·No·Nippon·Sha

# はじめに

　私は筑波大学理療科教員養成施設で宮本俊和先生のご指導の下、形態観察と機能観察の両面から治療を行い、筑波大学の体育学科の学生に対する鍼灸臨床を通してスポーツ障害の発生機序や治療方法、中高齢者の患者からは加齢に伴って生じる障害の発生機序や治療方法を学び得てまいりました。鍼灸専門学校の教員時代は、鍼灸が怖くて受診できないという人のため、温灸治療を研究テーマに選択し、学生達の未来のために少しでも鍼灸患者のすそ野を広げたいという思いで取り組んできました。

　2008年、麹町に土門治療院を開業。そこで初めて患者さんから美容鍼の要望をいただきました。正直、これまで美容分野に関心がなかった私は戸惑いを感じました。当時の美容鍼灸は経絡や中医学に基づく理論が主流であり、これまで私が実践していた機能解剖に基づく治療方法が見つからず大変困りました。それでも、自分が納得できる治療理論で患者さんの要望に応えたいという気持ちで、美容鍼の主訴であるシワ・たるみの原因を調べたのが私の美容鍼治療の開拓のきっかけです。調べてみると、筋肉の拘縮、加齢に伴う顔面神経の減少、脂肪の下垂、保持靭帯やSMASのストレスなど、シワやたるみの原因は多岐にわたっていることに大変驚きました。

　治療法を考えていく間に大きな収穫となったのが、「口角が下がって皮膚がたるむのであるなら、どれくらい口角が上がれば皮膚はたるまないのか」「もし際限なく口角が上がりすぎたらどんな顔になるのか？」という疑問です。このときから私は「美しい顔の定義」について社会心理学の分野を調べ始めました。その結果、何人もの顔を平均して合成していくと魅力的な顔になるという平均顔の研究から、人間の深層心理で、誰が見ても素敵な顔と思わせる「顔の黄金比率」に表情筋のトーヌスを合わせる治療方法を考え出しました。

　近年、鍼灸師のみならず一般の人にも美容鍼灸への関心が高まっています。美容鍼灸専門治療院が数多く開院している中で、その治療方法を学ぶには高額な講義料が払われていることもあります。私自身は、手に入れた方が良い技術・内容は、鍼灸業界発展のためにオープンな情報にすべきであると思っています。今後は臨床で培った理論のエビデンスとして証明できるよう研究を進めることを目標としています。エビデンスの高い治療法が広がり、患者が安心して治療院に通えることが、教員時代に感じていた鍼灸を受診する患者のすそ野を広げることにつながると信じています。

　治療院に来院する美容鍼灸の患者の愁訴はさまざまで、一辺倒の方法では対応しきれません。鍼を刺す場所だけを理解しても、全ての愁訴に対応できるはずはなく、治療法のブラックボックスを自分の理論で解き明かす力こそ美容に携わっていく鍼灸師に必要なのではないかと感じています。この本は治療者自身が患者の愁訴の原因を突き止め、それに対応できるように書かれています。患者の持つ愁訴の原因を自分で理解し治療を行いたい人にぜひ読んでいただきたいと思っています。

2015年1月

土門治療院院長　土門奏

# 美顔鍼
―美顔率と解剖機能からのアプローチ―

はじめに ……………………………………………………………… 3

## 1章　総論

1　総論 ……………………………………………………………… 10
 1-1　EBMに基づく美容鍼灸を目指して ……………………… 10
 1-2　治療内容と本書の流れ ……………………………………… 10
 1-3　美容鍼灸の今後 ……………………………………………… 11

2　シワ・たるみとは何か ……………………………………………… 12

3　顕微的皮膚解剖からみるシワ・たるみの原因 ………………… 14
 3-1　肌理の整った皮膚 …………………………………………… 14
 3-2　小ジワ ………………………………………………………… 16
 3-3　大ジワ ………………………………………………………… 18

4　マクロ解剖・機能からみるシワ・たるみの原因 ……………… 20
 4-1　表情筋とシワ・たるみ ……………………………………… 20
  表情筋の解剖・機能 …………………………………………… 20
  表情筋に関わるシワ・たるみの発生 ………………………… 26
 4-2　顔面神経に関わるシワ・たるみの発生 …………………… 29
 4-3　脂肪に関わるシワ・たるみの発生 ………………………… 31
 4-4　表在性筋膜(superficial musculo-aponeurotic system：SMAS)に関わるシワ・たるみの発生 ………………………………………………… 32
 4-5　保持靭帯(retaining ligament)に関わるシワ・たるみの発生 …… 33
 4-6　骨格に関わるシワ・たるみの発生 ………………………… 34
 4-7　舌に関わるシワ・たるみの発生 …………………………… 34
 4-8　ミゾ・ヤマに関わるシワ・たるみの発生 ………………… 35

5　美顔率 …………………………………………………………… 37
 5-1　心理からみる魅力的な顔 …………………………………… 37
 5-2　美顔率を目標とした治療方針 ……………………………… 38

# 2章　治療法

## 1　治療を行う前に……40
### 1-1　顔面部位の定義……40
### 1-2　美顔鍼治療の注意点……41

## 2　診察法……42
### 2-1　主観的評価……42
### 2-2　拘縮度評価……44
#### 下顔面の拘縮……44
#### 中顔面の拘縮……45
#### 上顔面の拘縮−眉間・眉毛部……46
#### 上顔面の拘縮−前頭部・頭部……46
### 2-3　主運動・代償運動評価……47
#### 上唇・口角挙上運動の主運動、代償運動……49
#### 上唇収縮(寄せ)運動の主運動、代償運動……50
#### 上唇外反運動の主運動、代償運動……51
#### 下眼瞼運動の主運動、代償運動……52
#### 上眼瞼運動の主運動、代償運動……53
### 2-4　視覚的評価……54

## 3　シワ・たるみの鍼治療……55
### 3-1　中・下顔面の鍼治療……55
#### 下顎部……55
#### 頬への刺鍼(頬筋、masseteric ligament［咬筋靭帯］付近)……56
#### 頬骨上部(zygomatic ligament［頬骨靭帯］付近)……57
### 3-2　上顔面の鍼治療……57
#### 眉間部(皺眉筋肉・三叉神経の上眼神経の付近)……58
#### 前頭部への刺鍼……59

## 4　SMAS治療……60
### 4-1　中・下顔面のSMAS治療……60
#### 下顎部・咬筋靭帯・咬筋・頬骨上……60
#### 口唇周辺部……61

  4-2 上顔面の SMAS 治療 ……………………………………………… *61*
    目の下・目じり ……………………………………………………… *61*
    眉間・目頭・鼻根 …………………………………………………… *62*
    前額・頭皮 …………………………………………………………… *62*

## 5 神経筋促通トレーニング ……………………………………… *63*
  5-1 中・下顔面の神経筋促通トレーニング ………………………… *63*
    上唇・口角挙上運動 ………………………………………………… *63*
    上唇収縮（寄せ）運動 ……………………………………………… *64*
    上唇外反運動 ………………………………………………………… *64*
  5-2 上顔面の神経筋促通トレーニング ……………………………… *65*
    下眼瞼運動 …………………………………………………………… *65*
    上眼瞼運動 …………………………………………………………… *65*

## 6 マッサージ ……………………………………………………… *66*
  6-1 口腔内マッサージ ………………………………………………… *66*
  6-2 頭皮マッサージ …………………………………………………… *67*

## 7 姿勢改善 ………………………………………………………… *68*
  7-1 後頚部・側頚部の単刺 …………………………………………… *68*
  7-2 大胸筋の把握揉捏 ………………………………………………… *69*
  7-3 肩甲骨の位置改善 ………………………………………………… *69*
  7-4 胸鎖乳突筋への単刺 ……………………………………………… *70*
  7-5 後頚部のストレッチ ……………………………………………… *70*

## 8 肌の色調に対する治療 ………………………………………… *72*
  8-1 顔色・くすみ ……………………………………………………… *72*
    症状・原因 …………………………………………………………… *72*
    治療法 ………………………………………………………………… *72*
    生活指導 ……………………………………………………………… *73*
  8-2 シミ（シミと呼ばれる良性後天性色素沈着・増加症）………… *73*
    症状 …………………………………………………………………… *73*
    治療法 ………………………………………………………………… *73*
  8-3 クマ ………………………………………………………………… *74*
    症状 …………………………………………………………………… *74*
    治療法 ………………………………………………………………… *74*
    生活指導 ……………………………………………………………… *74*

|  |  |  |
|---|---|---|
| 8-4 | 肌荒れ(乾燥肌・ニキビ) | 74 |
|  | 症状・原因 | 74 |
|  | 治療法 | 74 |
|  | 生活指導 | 74 |

# 3章　患者への説明・指導

| 1 | 患者へのインフォームド・コンセント | 76 |
|---|---|---|
| 2 | 美顔鍼同意書の提示 | 78 |
| 3 | 予後 | 79 |
| 3-1 | シワ・たるみ | 79 |
| 3-2 | 顔色・くすみ、シミ、クマ、肌荒れ | 80 |
| 4 | セルフトレーニング | 81 |
| 4-1 | 口マッサージ | 81 |
| 4-2 | 眼輪筋周辺マッサージ | 82 |
| 4-3 | 額マッサージ | 82 |
| 4-4 | 上唇口角拳上運動 | 83 |
| 4-5 | 上唇収縮(寄せ)運動 | 83 |
| 4-6 | 上唇外反運動 | 84 |
| 4-7 | 下眼瞼運動 | 84 |
| 4-8 | 上眼瞼運動 | 85 |
| 4-9 | 前頚部運動 | 85 |
| 5 | 予防法 | 86 |
| 5-1 | 喋り方 | 86 |
| 5-2 | 笑い方 | 87 |
| 5-3 | 唇のクセ | 87 |
| 5-4 | 目の開け方 | 88 |
| 5-5 | 目の閉じ方 | 88 |
| 5-6 | 物の見方 | 89 |
| 5-7 | 姿勢 | 89 |
| 5-8 | 食べ方 | 90 |
| 5-9 | 飲み方 | 90 |

5-10　舌のポジション …………………………………………… 91
6　スキンケアアドバイス………………………………………………… 92
　6-1　基礎化粧品の使用方法 ………………………………… 92
　　　化粧落としの方法 ………………………………………… 92
　　　洗顔の方法 ………………………………………………… 92
　　　化粧水・美容液・乳液・クリームの塗布方法 ………… 92
　6-2　メイクアップ化粧品の使用方法 ……………………… 93
　6-3　日常生活での注意 ……………………………………… 93
　　　パッティング、マッサージの方法 ……………………… 93
　　　日焼け止めの方法 ………………………………………… 93
　　　その他の注意事項 ………………………………………… 93

# 巻末

付録1　主観的評価表 ………………………………………………… *96*
付録2　拘縮度評価表 ………………………………………………… *98*
付録3　主運動・代償運動評価表 …………………………………… *100*
付録4　視覚的評価表 ………………………………………………… *102*
　　　　参考文献 …………………………………………………… *103*

# 1章　総論

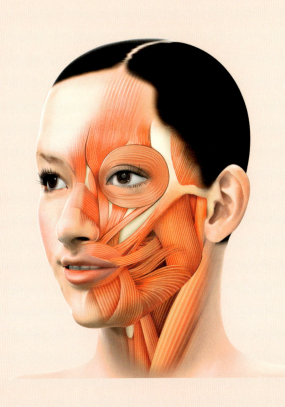

# 1 総論

## 1-1　ＥＢМに基づく美容鍼灸を目指して

　「美容鍼灸」は1980年代に森和氏によって造語されたものであり、2000年代から新たな鍼灸の需要の可能性として注目を浴び、今現在に至っている。しかし、鍼灸は医療、美容鍼灸はビジネスであるという認識からか、鍼灸医学とは一線を置いた存在となっている。それは美容鍼灸の概念、治療法はそれぞれ実践している鍼灸師によって違い、経験や勘などに頼ったサイエンスの匂いのしない治療の現状に目を向けられない分野との認識があるからであろう。

　近年、美容皮膚科界では皮膚細胞生物学の発展によりシワやシミの発症メカニズムが次第に解明され治療に生かされている。表情筋の拘縮部にボトックス注射を行い、大ジワを改善させたり、表在性筋膜(superficial musculo-aponeurotic system：SMAS)、保持靭帯(retaining ligament)、脂肪等の機能解剖の解明は美容形成外科の手術に応用されており、EBM（Evidence-based medicine)に基づく美容皮膚科の方法が確立し始めている。

　鍼灸界でもさまざまな学会、研究会で美容に関する発表がされ始め、ＥＢＭに基づいた理論的な治療を行う時期に差し掛かろうとしている。このことは、今まで論拠のない美容鍼灸理論に憂慮していた鍼灸師の姿勢に変化をもたらすきっかけとなるであろう。

## 1-2　治療内容と本書の流れ

　本書においては、近年明らかになった顔面機能解剖の加齢に伴う変化に加え、顔の心理学・社会学的影響を考慮した美顔鍼の方法を説明している。顔は身体の他の部位のように筋力や可動域のような運動学的治療効果のみを目指す部位ではなく、心理学的に若く美しく見える顔パーツの配置に筋トーヌスを調整する治療が必要である。さらに、筋拘縮の原因である抗重力筋の筋力低下に伴う代償運動を回避するため、拘縮筋のマッサージ、抗重力筋のトレーニング、顔面神経の促通トレーニングも行い、表情筋力のアンバランスを解消する必要がある(表1-1)。加えて、患者にセルフマッサージやトレーニングの方法を説明し実践してもらうことは、患者が自らの問題に正面から立ち向かえるようになり、QOLを高めようとする意識のきっかけとなるため、その指導法も記載している。

表1-1 治療院での治療の内容

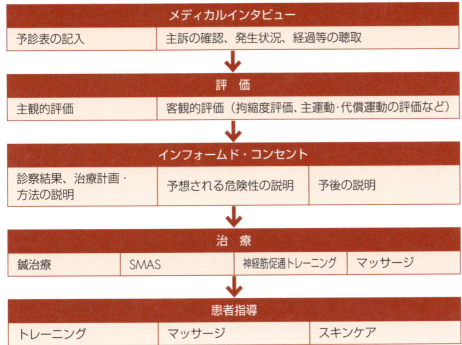

## 1-3 美容鍼灸の今後

　これから美容鍼灸は臨床研究や原因解明に向けた基礎研究、心理科学的研究、費用対効果、評価研究などさまざまな分野の研究を発展させ、効果を検討する必要がある。有効性が明らかになり、EBMに基づく治療が行われてくれば、自然と美容鍼灸の将来も大きく変容を遂げるであろう。本書では、まず現在他分野で明らかになっている皮膚、筋肉、筋膜等の機能解剖からのアプローチで美容鍼灸の治療法を解説する。

# 2 シワ・たるみとは何か

　「若い皮膚」とはどのようなものを指すのであろうか。一般に、皮膚の表面はなめらかで張りがあり、色は均一でムラのない状態をいうのではないだろうか。逆に「老化した皮膚」とはこのような均一性が消失した状態であり、皮膚表面の不規則な線状の凹凸であるシワ、皮膚組織の分布の偏りであるたるみ、表皮のメラニン色素分布の不均等であるシミが認識される皮膚である。まずは皮膚の老化現象の概要について解説をする。

### ◆肌理とシワ・たるみの概論

　皮膚には元々肌理（きめ）という細かい皮溝（ひこう）と皮丘（ひきゅう）からなる凹凸が存在する（図1-1）。同じ凹凸でも、規則的に均一に並んでいる肌理の場合はシワと認識されない。部屋の壁紙の凹凸が均一ならば模様や柄と認識されるが、ある一か所が不規則に撚れていればへこんだところがシワ、でっぱりはたるみと認識されるのと同じである。

　シワは一般に老化現象としてとらえられるが、なかには加齢に伴わないものもある。例えば笑う時に生じて、表情を戻した場合に消えるシワは表情ジワとして加齢に伴うシワとしては扱わない（図1-2）。若い人が笑ったときに鼻唇溝が深くなっても老化したとは思わないだろう。肌理のように皮膚の凹凸があってもシワに認識されないもの、表情ジワのように一時的に深くなってもシワと思わないものもあり、加齢にともなうシワ・たるみはただの「皮膚の凹凸感」という言葉のみでは説明できないものなのである。

　しかし、同じ動きを長年繰り返しその部分の皮膚に負荷がかかると、真皮網状層組織の柔軟性が低下し、表情を真顔に戻しても消えない大ジワとなる。大ジワはこのように筋肉の動く場所に生じやすい。また、小ジワは真皮乳頭層までの浅いシワで、肌理を失うことによって生じる。

　加齢によって生じるシワの発生には皮膚組織の老化に大きな影響を受けるが、皮膚組織レベルだけでシワ発生の原因を説明すべきではない。なぜなら患者によってシワ・たるみができる原因はさまざまあり、その原因によって治療法や指導法が異なるため、シワとたるみの発生背景を理解し鍼治療を行うには、顕微的な皮膚機能解剖と表情筋や筋膜などマクロ的な解剖機能を合わせて理解することが大切である。

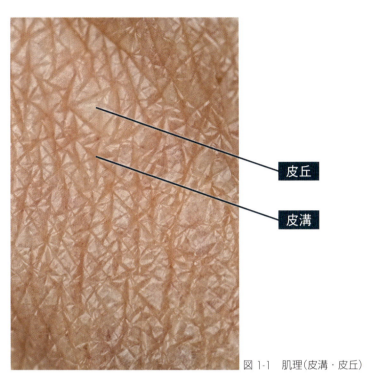

図 1-1　肌理（皮溝・皮丘）

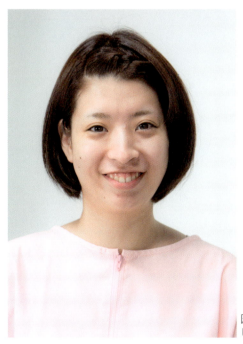

図 1-2　若い人が笑った時に皮膚の凸凹感が生じても、それはシワやたるみと認識されない

# 3 顕微的皮膚解剖からみるシワ・たるみの原因

## 3-1 肌理の整った皮膚

　皮膚は、表面から順に表皮、真皮、皮下組織の3要素に分けられる(図1-3)。

　顔の表皮の厚さは約15μm(体幹・腹部などは20〜30μm)であり、外界の乾燥や外力から保護するバリアとなる非常に薄い組織である。表皮最下層にある基底細胞が基底層で細胞分裂し、有棘細胞、顆粒細胞を経て徐々に角化しながら角層細胞に移行していき、無核の死んだ細胞層から成る、密な角質層が皮膚表面に形成される。基底細胞は14日ほどで角層細胞になり、10日前後で角質層の最表面に押し上げられ、3〜4日皮膚表面で肌を守る役目を担ったのちに垢となって剥がれ落ちる(図1-4)。細胞がひとつ剥がれ落ちると新しい基底細胞がひとつ生まれる。このような皮膚の新陳代謝は一般的にターンオーバーと呼ばれている。

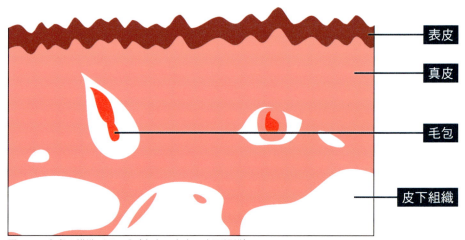

図1-3　皮膚の構造イラスト(表皮・真皮・皮下組織)

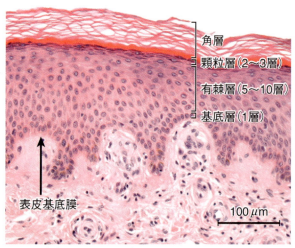

図1-4　表皮のターンオーバー
(清水宏著．『あたらしい皮膚科学 第2版』(中山書店) 2011.p.3 より転載)

真皮の厚さは約1〜2mmであり、網状層組織は一定以上伸長しない。張力を発揮する柱のような存在である膠原線維(コラーゲン)と、収縮力を発揮するゴムのような存在の弾性線維(エラスチン)が、水分子を豊富に持つ細胞間基質(ヒアルロン酸など)の中に規則的に立体配列されている構造となっている。柱の交点をゴムバンドで結んだ建物を作ったような状態で、上から押せば元の形に戻る弾力が生じる。このような作用で体内からの圧力を抑えて体形を保ち、肌の弾力性を担う働きが生じている(図1-5)。

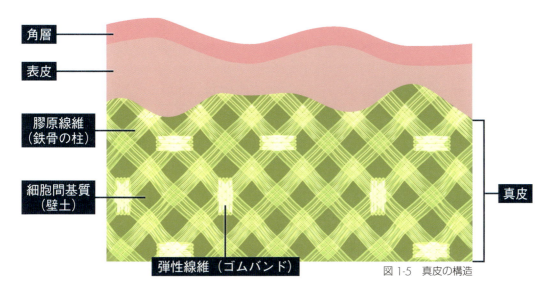

図1-5 真皮の構造

 真皮の上部にある乳頭層は表皮の栄養維持を受け持っている。ターンオーバーが正常に行われて基底細胞が適度に増えると、基底層と乳頭層は交互に入り組み合って肌の凹凸となる。乳頭層からは皮膚表面を裏打ちするためのコラーゲン線維が伸びており、表皮にある程度の厚みがあれば、栄養線維に張力が生じて皮溝が深くなり運動のための余分な皮膚を収納する。
 皮下は余剰の養分を脂肪として貯留することで組織容積を拡大する。その結果、内部諸臓器と外界との空間的な距離を確保でき、衝撃や温度変化から保護する働きがなされている。
 例えば、皮下組織の上に乗った真皮網状様組織の膠原線維と弾性線維を交互に敷き詰めたカーペットの芯地とする。真皮乳頭層はカーペットから垂直に伸びた毛足とし、この真皮には柔らかいゼリーのようなもの(細胞間基質)を毛足が見えなくなるまでしみこませる。その上をラップ(表皮)で覆う。これを平らな場所に置いて、左右の辺を互い違いの方向にずらすと、次第に直行した線状陥凹ができ、規則的な凹凸が生まれる。これが肌理の形成理論である(図1-6)。それぞれの構成要素が均一であり規則的な凹凸が生じるが(図1-7)、老化により組織に均一性がなくなると、シワやたるみが生じるのである。

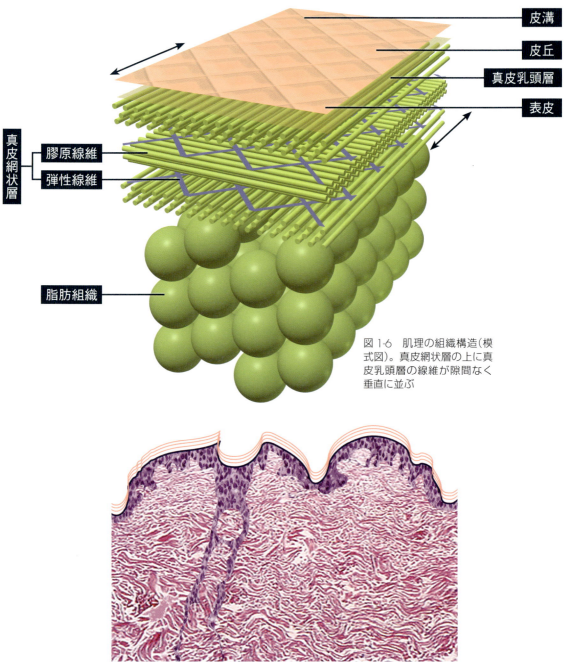

図 1-6 肌理の組織構造（模式図）。真皮網状層の上に真皮乳頭層の線維が隙間なく垂直に並ぶ

図 1-7 肌理の構造。乳頭層と基底層が入り組んでいる凹凸が確認でき、皮膚表面の皮溝が規則正しく並んでいる

### 3-2 小ジワ

　小ジワも肌理も乳頭下までの皮膚の陥凹である（図1-8）。肌理は余剰分の皮膚備蓄場所であり、運動で皮膚が伸びた後でも皮膚が皮溝に戻るが、肌理を失っている場所は皮膚を皮溝に備蓄できずに捻れてシワになり、余った皮膚はたるみになる。小ジワの直下には乳頭層の萎縮により垂直に伸びる膠原線維がなく（図1-9）、皮溝のように皮膚を備蓄する機能が消失している。また、乳頭層の萎縮により表皮の栄養維持を受けていた表皮基底細胞も減少することにより表皮も薄く

なりターンオーバーも遅れるため、くすみなどの原因にもなる。小ジワは表皮の乾燥、摩擦、牽引、紫外線など外的要因で生じることが多く、目元など表皮の薄い場所に多く生じる。指で引っ張ると消える浅いシワで、美容皮膚科では表皮を削るケミカルピーリングで治療されている（p.19 表 1-2 参照）。

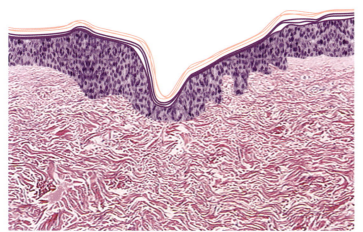

図 1-8　小ジワの組織。乳頭下層までの陥凹であり、乳頭層の凹凸を失っている

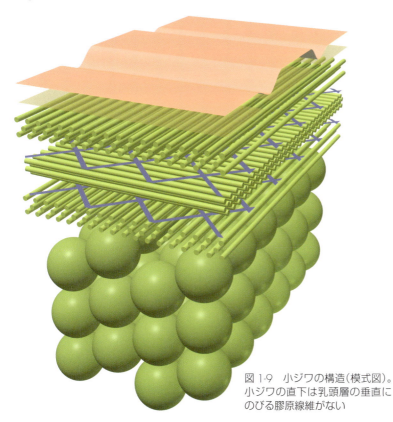

図 1-9　小ジワの構造（模式図）。小ジワの直下は乳頭層の垂直にのびる膠原線維がない

### 3-3 大ジワ

　大ジワは真皮網状層まで達する深いシワである（図1-10）。長年の負荷により真皮網状層の柱の役割をしていた膠原線維の張力が低下し、弾性線維と構築されていた弾性構造が障害されて組織の柔軟性が低下し、線維走行が不均一になったことで生じる（図1-11）。カーペットを長年使っているとよく使う場所の芯地が撚れてしまい、表面にもシワができる、また、長年折れたままで痕がついてしまうのと同じ原理である（図1-12）。大ジワは皮膚を引っ張っても消えないシワで、筋拘縮・短縮など内的な要因で生じる場合が多く、表情筋や保持靱帯の付着部などに生じやすい。美容皮膚科では筋収縮を阻害し、筋拘縮を改善するボトックス注射や組織容量を増やすためヒアルロン酸を注入して張力を部分的に回復させる治療が行われている（表1-2）。

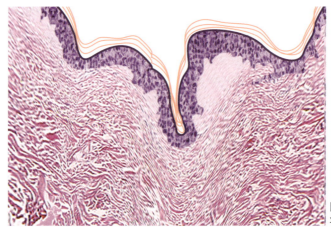

図1-10　大ジワの組織。網状層に達する陥凹である

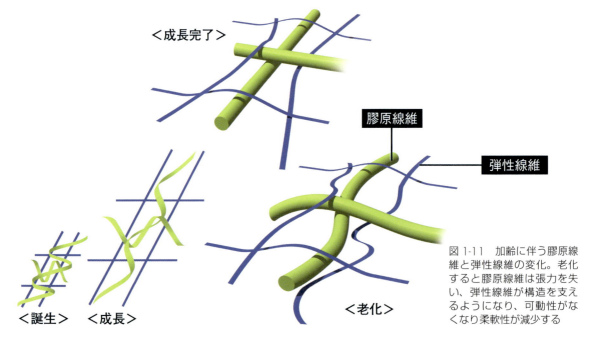

図1-11　加齢に伴う膠原線維と弾性線維の変化。老化すると膠原線維は張力を失い、弾性線維が構造を支えるようになり、可動性がなくなり柔軟性が減少する

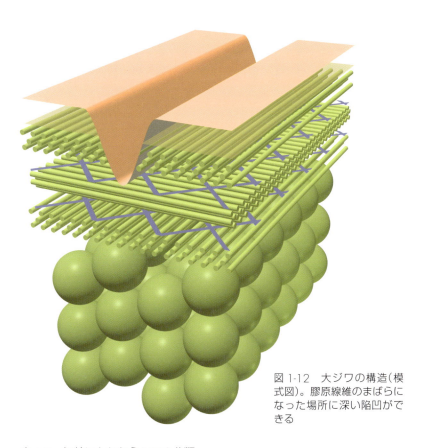

図 1-12 大ジワの構造（模式図）。膠原線維のまばらになった場所に深い陥凹ができる

表 1-2 加齢にともなうシワの分類

|  | 大ジワ | 小ジワ |
|---|---|---|
| 特徴 | 皮膚を引っ張っても消えない | 皮膚を引っ張ると消える |
| 組織 | 真皮網状層まで | 真皮乳頭層まで |
| 原因 | 筋拘縮・短縮など内的要因 | 表皮の乾燥、摩擦、牽引、紫外線など外的要因 |
| 美容皮膚科での治療法 | ボトックス注射・ヒアルロン酸注射 | ケミカルピーリング |

# 4 マクロ解剖・機能からみるシワ・たるみの原因

　加齢に伴う顔の印象は皮膚の老化のみで説明できず、骨格を土台として表情筋、神経、靭帯、脂肪、筋膜などのさまざまな要素が重なりあい容貌に大きな影響を及ぼす。表皮レベルが原因の小ジワよりも表情筋の拘縮や短縮によって生じる大ジワや脂肪の下垂にともなうたるみのほうが老化の印象に深く関与しているため、そのさまざまな解剖機能の変化を理解し、治療を行うことが重要である。

## 4-1　表情筋とシワ・たるみ

　一般的には表情筋が弛緩してシワやたるみになると考えられているが、MRIで表情筋(大頬骨筋)がたるんできていることを立証できないという報告や、ボツリヌス毒素を使って表情筋を弛緩させてシワを治療できることから、表情筋の収縮や拘縮によってできるシワ・たるみが多いことが臨床上明らかになってきている。また、表情筋の拘縮、短縮により皮膚が牽引され、口角や目尻などの位置が変化すると顔の印象が変化し加齢を感じるので、顔の形状変化をイメージできるようにならなくてはいけない。

### 表情筋の解剖・機能

　顔面筋には表情筋、咀嚼筋、上眼瞼挙筋が存在し、食物を咀嚼したり、表情を作ったりしている(表1-3)。特に表情筋の緊張度や形態の変化は顔の立体感や口角や目尻などの顔諸部位の位置を変化させる。
　口輪筋は収縮すると口裂を閉じたり突き出したりする働きがある。口輪筋の口角部分には頬から収束する筋の線維が存在し、厚みのある車軸点(Modiolus)が形成されている。車軸点は筋腱の結節で約1cmの厚みがあり、口角の外側約1cmのところに存在するが、年齢、性、人種によって形や位置は相当異なる。口輪筋を中心に放射状に広がるように存在する筋は外側の起始部が骨に付着しているため(笑筋は除く)収縮すると口裂を上方、下方、側方に牽引することができる(図1-13、1-14、表1-4)。口輪筋は骨への直接の付着がなく、これら外側の筋の長さによって形が変えられることとなる。

表 1-3 顔面筋の分類

| 筋肉名 | 特徴 | 作用 | 支配神経 |
|---|---|---|---|
| 表情筋群 | 顔面皮下にあり、骨から起こり皮膚に停止する | 目・鼻・口・耳などの開口部の開閉のために発達し、人類では表情を表し会話をする | 顔面神経 |
| 上眼瞼挙筋 | 眼窩の骨から起こり上眼瞼の皮膚に停止する | 上瞼を上げる | 動眼神経 |
| 咀嚼筋群 | 頭蓋骨から起こり下顎骨に停止する | 主に下顎骨を挙上し口を閉じ噛みしめる | 三叉神経（下顎神経運動枝） |

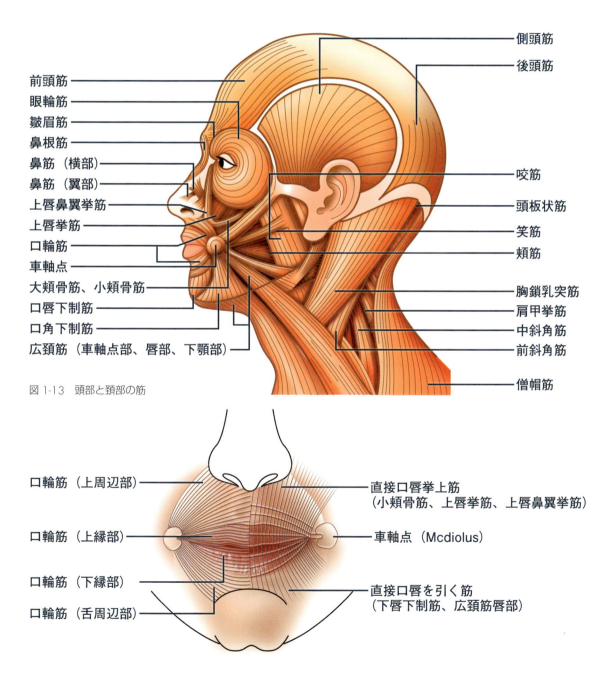

図 1-13　頭部と頚部の筋

図 1-14　口輪筋と口輪筋を牽引する筋群

表 1-4　筋肉の起始停止

**額の筋：頭蓋表筋**

| 筋肉名 | 起始 | 停止 | 作用 | 支配神経 |
|---|---|---|---|---|
| 後頭前頭筋<br>Occipitofrontalis | ・後頭筋<br>　後頭骨（上項線，外側2/3）、側頭骨（乳様突起）<br>・前頭筋<br>　頭蓋を被う浅い筋膜<br>　骨性起始なし<br>・正中部線維：鼻根筋へ結合<br>・中間部線維：雛眉筋、眼輪筋へ結合<br>・側部線維：眼輪筋へ結合 | ・後頭筋<br>　帽状腱膜<br>・前頭筋<br>　帽状腱膜<br>　眉の皮膚と鼻根 | ・前頭筋と後頭筋同時収縮<br>　頭皮挙上後方移動、眉を挙げ額に皺を寄せる<br>・前頭筋の単独収縮<br>　片側の眉を挙げる | 顔面(Ⅶ)神経<br>側頭枝：前頭筋<br>後耳介神経：後頭筋 |
| 側頭頭頂筋<br>temporoparietalis | ・側頭筋膜 | ・帽状筋膜（外側縁）<br>　頭の外側で少し高いところの皮膚と側頭筋膜へ | ・頭皮を引き締める<br>　こめかみの上の皮膚を後ろに移動、耳介を持ち上げる<br>・後頭前頭筋との共同運動で眉を挙げ、両眼の間を広げ額に皺を寄せる | 顔面(Ⅶ)神経<br>側頭枝 |

**眼瞼と眉の筋**

| 筋肉名 | 起始 | 停止 | 作用 | 支配神経 |
|---|---|---|---|---|
| 上眼瞼挙筋<br>Levator palpebrae superioris | ・蝶形骨（小翼の仮面）<br>・眼窩腔の屋根 | ・眼窩隔膜<br>・上眼瞼の上瞼板<br>・上眼瞼の皮膚<br>・上直筋鞘 | ・上眼瞼を持ち上げる | 動眼(Ⅲ)神経<br>上枝 |
| 眼輪筋（3つの部分よりなる）<br>Orbicularis oculi | ・眼窩部<br>　前頭骨（鼻部）<br>　上顎骨（前頭突起）<br>　内側眼瞼靭帯<br>・眼瞼部<br>　内側眼瞼靭帯<br>　靭帯の上と下の前頭骨<br>・涙嚢部<br>　涙骨筋膜<br>　涙骨（稜） | ・眼窩部<br>　後頭前頭筋および雛眉筋と混合<br>　眉の皮膚<br>・眼瞼部<br>　外側眼瞼縫線<br>・涙嚢部<br>　瞼の瞼板（上と下）<br>　涙嚢部の線維は外側眼瞼縫線をつくる | ・眼輪筋は眼の括約筋<br>・眼窩部<br>　眼を閉じるのは大部分は上眼瞼を下げることによるが、下眼隙もまた上がり、両者は随意的コントロール下にありウインクするときにはより大きな力で働きうる<br>・眼瞼部<br>　まばたき（防御反射）のときや睡眠（随意的）のときに瞼を閉じる<br>・涙嚢部<br>　眼瞼および、涙小管を内側に引き寄せ、眼球に押し付けて涙を出させる。瞬きの際に涙嚢を圧迫する | 顔面(Ⅶ)神経<br>上眼瞼：側頭枝<br>下眼瞼：頬骨枝 |

| 筋肉名 | 起始 | 停止 | 作用 | 支配神経 |
|---|---|---|---|---|
| 皺眉筋 Corrugator supercilii | ・前頭骨（眉弓の内側端） | ・眼窩上縁中央の上の眉の皮膚（深層面） | 眉毛を引き下げ内側に寄せる。それによって両眼の間に縦の皺を額につくる。この動作はまた、明るい日光より眼を保護する | 顔面(Ⅶ)神経側頭枝 |

鼻の筋

| 筋肉名 | 起始 | 停止 | 作用 | 支配神経 |
|---|---|---|---|---|
| 鼻根筋 procerus | ・鼻骨（鼻背、下方部分）・鼻軟骨（外側方、上方部分） | ・眉の間の額の下方を被う皮膚・後頭前頭筋と連結 | ・鼻梁の上の皮膚に横皺をつくる・眉を下方に引き下げる | 顔面(Ⅶ)神経頬筋枝 |
| 鼻筋 Nasalis | ・横部（鼻孔収縮筋）上顎骨・鼻翼部（鼻孔拡大筋）上顎骨 鼻翼軟骨 | ・横部：鼻梁の上の腱膜で、反対側の筋と合体する・鼻翼部：鼻翼、鼻尖部の皮膚 | ・横部：鼻の軟骨部分を低くし、鼻翼を中隔の方に引き寄せる・鼻翼部：鼻孔を広げる | 顔面(Ⅶ)神経頬筋枝頬骨枝 |

口の筋肉

| 筋肉名 | 起始 | 停止 | 作用 | 支配神経 |
|---|---|---|---|---|
| 上唇挙筋 Levator labii superioris | ・眼窩（下部）・上顎骨・頬骨 | ・上唇・骨への付着なし | ・上唇を持ち上げ、前につき出す | 顔面(Ⅶ)神経頬筋枝 |
| 上唇鼻翼挙筋 Levator labii superioris alaeque nasi | ・上顎骨（前頭突起） | ・鼻翼・上唇 | ・鼻孔拡大・上唇持ち上げ | 顔面(Ⅶ)神経頬筋枝 |
| 口角挙筋 Levator anguli oris | ・上顎骨（犬歯窩） | ・車軸点(Modiolus: 共同付着点) | ・口角を持ち上げ、それにより笑うときに歯が外に見えるようにする | 顔面(Ⅶ)神経頬筋枝 |
| 大頬骨筋 Zygomaticus major | ・頬骨 | ・車輪点（Modiolus） | ・口角を外側方かつ上方に引く | 顔面(Ⅶ)神経頬筋枝 |
| 小頬骨筋 Zygomaticus minor | ・頬骨（頬面）の大頬骨筋起始より内方 | ・上唇：上唇挙筋と混じり合う。車輪点（Modiolus） | ・上唇を持ち上げ、かつ巻き上げる。それにより歯列を露出させる | 顔面(Ⅶ)神経頬筋枝 |
| 笑筋 Risorius | ・咬筋筋膜 | ・車輪点（Modiolus） | ・存在する場合には、口角を後ろに引く | 顔面(Ⅶ)神経頬筋枝 |
| オトガイ筋 Mentalis | ・下顎骨（切歯窩） | ・オトガイ部の皮膚 | ・オトガイの上の皮膚に皺を寄せる・下唇をつき出し上げる | 顔面(Ⅶ)神経下顎縁枝 |
| オトガイ横筋 Transverse menti | ・オトガイの側方の皮膚より | ・オトガイの皮膚 反対側の筋と混じり合う | ・口角を引き下げる・オトガイの皮膚を支える | 顔面(Ⅶ)神経下顎縁枝 |

| 口角下制筋<br>Depressor anguli oris | ・下顎骨（オトガイ結節と斜線） | ・車軸点（Modiolus） | ・下唇を下制し口角を引き下げる（下方では広頚筋と連続することが多い） | 顔面（Ⅶ）神経<br>下顎縁枝 |
|---|---|---|---|---|
| 下唇下制筋<br>Depressor labii inferioris | ・下顎骨（線維軟骨結合とオトガイ孔の間） | ・下唇の皮膚および粘膜<br>・車軸点（Modiolus） | ・下唇を下方かつ外側方に牽く（口輪筋および反対側の下唇下制筋と混じり合う） | 顔面（Ⅶ）神経<br>下顎縁枝 |
| 口輪筋<br>Orbicularis oris<br>付属筋<br>上唇切歯筋<br>下唇切歯筋 | ・車軸点（Modiolus）骨への結合はなし | ・車軸点（Modiolus）<br>・口唇の結合織<br>・粘膜下 | ・上下の唇を合わせ閉じる。上下の唇を前につき出す<br>・上下の唇を歯に向けて強く押し付ける | 顔面（Ⅶ）神経<br>頬筋枝<br>下顎縁枝 |
| 頬筋<br>Buccinator | ・上顎骨と下顎骨の間（臼歯に対向する歯槽突起）<br>・翼突下顎縫線 | ・車軸点（Modiolus）<br>・頬と唇の粘膜下組織へ | ・頬を歯に向けて圧縮する<br>・頬をふくらませたうえ、空気を吹き出す<br>・食物摂取・咀嚼の際、食物の通り方を調節する | 顔面（Ⅶ）神経<br>頬筋枝 |
| 広頚筋<br>Platysma | ・上部大胸筋と三角筋を被う筋膜 | ・下顎骨（斜線の下）<br>・車軸点（Modiolus）<br>・下唇および顔面の皮膚と皮下組織<br>・反対側の筋も中央線で結合する | ・下唇を下方かつ後方に引き下げる、また顎を開けるときに手伝う<br>・頚椎の弱い屈筋<br>・鎖骨部から皮膚を引き上げ、首の幅を太くする。深い吸気の補助 | 顔面（Ⅶ）神経<br>頚枝 |

　瞼を閉じる眼輪筋の眼窩部は強い閉眼で動くことができる部位であり、眼瞼部はまばたきや睡眠の時に軽く眼裂を閉じる（図1-15）。眼輪筋は正中側が骨に付着し、外側は骨付着がないため、正中側に引き寄せられるように目が閉じられやすい。また、皺眉筋の付着があり、ものを見るときや明るい光から目を保護するため共同で作用する。

　瞼を開けるには上眼瞼挙筋が上眼瞼を眼窩に引き込むよう上眼裂を開くが、前頭筋も眼輪筋に付着しているため、眉と上眼瞼を引き上げて眼裂を開くこともできる。前頭筋は後頭筋と共に前頭後頭筋を形成する。額は前頭筋に覆われ、帽状腱膜を経て後頭筋は上項線、乳様突起に付着する。前頭筋は骨への付着がなく、鼻根筋、皺眉筋、眼輪筋に付着し、単独で働く場合は眉を片方挙げ、後頭筋と共同で働く場合は眉を上げ、額にシワを作る。

　表情筋は筋線維径の太さに機能的特徴がみられる。咬筋、側頭筋、上腕二頭筋、前頚骨筋の594-723μ㎡に比べ、表情筋の筋線維径の平均は425μ㎡である。一般的に筋線維径の太い筋は強い力を発揮し、細い筋は繊細な運動に適していると考えられており、表情筋は繊細な運動が可能であると考えられる。その中でも前頭筋、口輪筋、眼輪筋の筋線維径は表情筋の平均より細く、表情を作ったり会話

をするためのより繊細な運動に適している。また、口裂を拡大する笑筋、上唇挙筋、下唇下制筋、口角下制筋の筋線維径は咀嚼筋と四肢の骨格筋の数値に近く、口唇の牽引や抗重力運動のために大きな力を発揮できると考えられる。

　顔面筋解剖では近年教科書に記載されていない新たな報告もされている。顔面の表層には眼輪筋の周辺帯（m.malaris）と呼ばれる薄い広範な浅層筋群が存在し、浅層部は皮膚や頬の皮下脂肪を挙上し、深層部は上唇挙筋群に合流し上唇の外反、挙上に関与する。眼輪筋周辺帯の内側頭の収縮では嫌悪の表情、外側頭は目元周辺の微笑みの表情が表出されるはたらきがあるとの報告がされている（図1-16）。また、大・小頬骨筋についても2筋に明確に判別されるタイプと区別されないタイプは約半々であり、顔の左右異なるタイプが約8割であったと報告されている。両筋のいずれかが存在することでシンメトリカルな表情運動を補償している可能性があると考えられている。他にも笑筋は必ずしも存在せず、わずかな線維しかない場合や逆に幅広く扇形の筋層を作るときもあるとの報告がある。表情筋は極めて変化に富む構造に加えて個人によって形態や左右が様々である。顔全体でバランスをとりながら運動を行い、外形を整えていることが非常に興味深い。

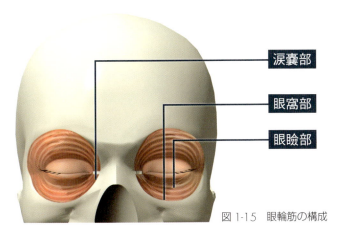

図1-15　眼輪筋の構成

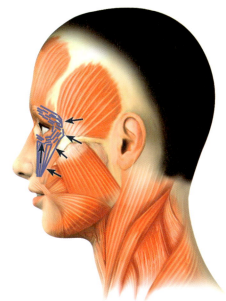

図1-16　眼輪筋の周辺部（m.malaris）

### 表情筋に関わるシワ・たるみの発生

　主に表情筋が原因のシワやたるみは抗重力筋の筋力低下を補うため、重力に逆らう必要のない筋肉の代償運動で表情を作ったりすることが発端となっている。シワは筋肉の拘縮・短縮・可動域制限などによって起始・停止部や支持靭帯の部位に生じる場合が多い(図1-17)。たるみは筋の短縮によって表面の皮膚が余り生じるが、抗重力筋の筋力低下により脂肪が下垂して生じる場合もある。口周辺と目周辺ではシワやたるみ発生の過程が異なるため原因を見極めるためにも部位別での理解も必要である。

◆中・下顔面のシワ・たるみ発生原因

　口を閉じる際には、口輪筋が伸びて筋力も低下しているため、使いやすい上・下縁部の表層の筋肉を使い口唇を閉じ唇に縦ジワ(Radial line)を刻み、口輪筋の筋力を代償するためオトガイ筋が過度に使われ顎に梅干の種のようなゴツゴツした模様(pebbly chin)を作る。

　逆に口を開く時、抗重力筋である上唇挙筋群(①上唇挙筋②大・小頬骨筋・口角挙筋)の筋力低下が生じると口角を横に広げたり下げたりする筋肉(③頬筋・笑筋④口角・口唇下制筋⑤広頚筋等)が代償運動を始める。これらの筋肉は鼻唇溝(A)を形成する口輪筋や車軸点に付着し靭帯(B)で固定される(図1-18)。「エ・イ」を発音するときに外側に筋肉が縮むと靭帯(B：支点)が支えとして鼻唇溝(A：力点)が骨付着側に動きその場所にシワが生じ、その間にたるみ(C：作用点)が生じる。筋肉が拘縮し筋肉の付着部に弾力性がなくなると大ジワが発生し、ほうれい線やマリオネットライン(marionette line)となる。口輪筋は伸びた状態を強いられ、車軸点が下がり口角のたるみが生じる。このような口元での横方向や下方向の運動は頬上部の皮膚・眼輪筋・表層筋・保持靭帯・脂肪を引き下げていき、鼻頬溝(nasojugal groove)(瞼頬溝・インディアンライン・ゴルゴライン・ゴルゴ線・mid cheek lineとも呼ばれる)を作る。靭帯は硬く引かれてもその場所にとどまる力を発揮するためくぼみを生じ、この皮膚表面の凹凸感が加齢を感じさせる。

マクロ解剖・機能からみるシワ・たるみの原因　**27**

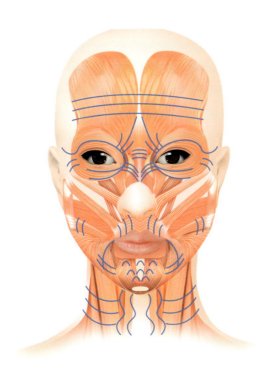

図 1-17　表情筋と大ジワ

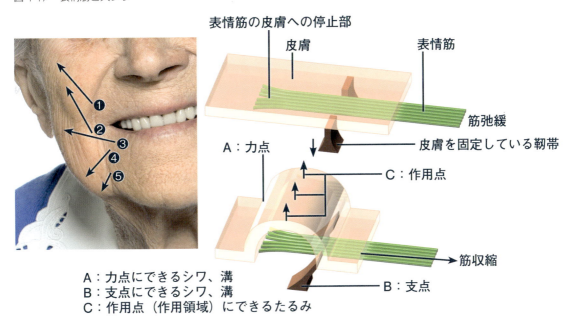

A：力点にできるシワ、溝
B：支点にできるシワ、溝
C：作用点（作用領域）にできるたるみ

図 1-18　開口によるシワ・たるみのメカニズム

◆シワ・たるみ発生原因：上顔面

　瞼を開ける際、上眼瞼挙筋①の筋力低下や眼瞼挙筋腱膜の機能低下があると、前頭筋②により眉毛を引き上げられ前額にシワができ、上眼瞼溝③の皮膚は引き出されてたるみが生じたり、三重・四重のような多重眼瞼となる（図1-19）。眼瞼挙筋腱膜の腱板付着部の伸展により挙筋全体が眼窩内に後退し、それに付着する眼球を保護する眼窩脂肪も後退するため目の上はくぼみ④、眼窩内圧の高まりにより下眼窩隔膜が押しだされる。下眼窩隔膜や眼輪筋下部の筋力低下により下眼瞼組織が脆弱化していると、脂肪の圧力を抑えられず突出・下垂するために目袋（baggy eyelid）が生じる⑤。老化による眼窩の骨萎縮もこの状況を助長する。前頭筋②収縮のため眉毛と目の間の皮膚は上に牽引され伸び、リラックスした時には眉毛下がりや眼瞼皮膚のたるみ、筋の拘縮により目頭や鼻根のシワ・目尻のシワ（カラスの足跡）が生じやすくなる（p.27 図1-17 参照）。

　目を閉じる際や老眼になり無意識に目を細めて見る癖が生じると、下眼瞼の眼輪筋（眼窩部・眼瞼部）は重力に抗して動く筋力はほとんどないため、皺眉筋や鼻根筋、眉毛下制筋、上眼瞼の眼輪筋を代償的運動させ、眉間・鼻根・目頭にシワが発生する（図1-19）。下眼瞼の眼輪筋眼瞼部は筋力があり張力がある場合には涙袋（涙堂）を形成し、眼窩部との境目の靭帯の線をその下に隠す。しかし、このような癖が続くと下眼瞼の眼輪筋は重力に抗して運動せず、筋肉が重力方向に牽引され薄く張りがなくなり眼輪筋は広がり、靭帯の線はシワ、眼窩部の下縁は鼻頬溝と認識される（図1-20）。目の下の皮膚は顔の中で一番薄いため、さらに目をさする癖があると皮膚が伸び肌理がなくなりちりめんジワになりやすく、クマやくすみの原因にもなる。

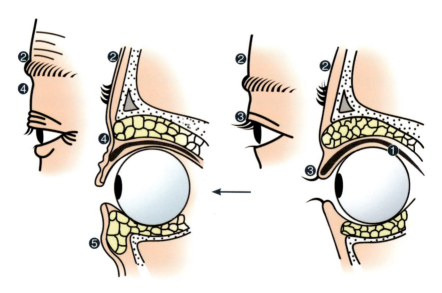

図1-19　開眼によるシワ・たるみのメカニズム

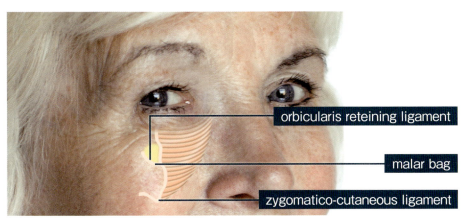

図 1-20 下眼輪筋とシワ・たるみ

## 4-2 顔面神経に関わるシワ・たるみの発生

　表情筋の支配神経は脳神経の顔面神経である。顔面神経の枝は遠位部ほど細かく分岐しており、20個ほどの表情筋を重複支配している。下眼輪筋は頬骨枝、上眼輪筋は前頭筋、雛眉筋、前頭筋などの同じ側頭枝の支配になっており、同じ筋肉でも支配神経枝が異なる場合もあり、このような神経支配で表情を随意的および不随意的に微妙な表情を作り出していると考えられる。ほとんどの人で表情には左右の優位性があり、片方のウインクが行いづらい。ウインクで閉じやすいほうが優位側であり、ウインク側の眼輪筋と口輪筋が収縮すると同時に対側の前頭筋が眼瞼を引き上げ、眼輪筋収縮を抑制し眼裂を広げる。一般的に顔面の認識は右大脳半球が優位であると言われており、顔面筋に関しても右大脳半球が優位であると考えられている。

　顕微鏡的な観察では顔面神経は脊髄神経のような線維束構造が欠落しており、4000本ほどの神経線維が密に隣接している（図 1-21）。そのため炎症を起こした場合に神経線維同士での接触伝導が生じやすい構造となっており、神経再生時に顔面神経麻痺の病的共同運動の原因となる。顔面神経の膝神経節（しつしんけいせつ）から表情筋までの距離は90mmであり、1日1mmのスピード再生するためで3～4ヵ月で再生し、表情筋に達する。

　加齢にともない顔面神経の神経線維総数は他の脳神経と脊髄神経も同様に減少する傾向がみられる。神経減少が表情筋の運動不足や筋力の低下の原因となっている可能性があり、シワやたるみ成因の一因となっていると考えられる。また、表情筋のトレーニングの際に顔面神経の特徴をよく考慮して指導する必要がある（図 1-22）。

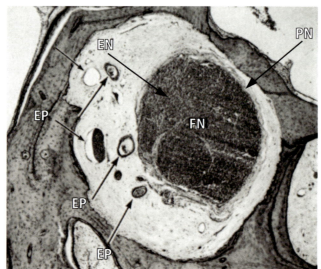

図1-21 顔面神経幹の横断面。神経線維(FN)が神経内膜(EN)、神経周膜(PN)、神経外膜(EP)に包まれており、四肢神経のように神経束構造がない
(柏森良二著.「顔面神経麻痺のリハビリテーション」.医歯薬出版.p.29より改変)

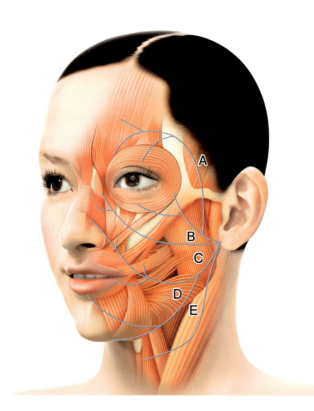

図1-22 顔面神経の走行と表情筋への支配。
A 側頭枝
B 頬骨枝
C 頬筋枝
D 下顎縁枝
E 頸枝

## 4-3 脂肪に関わるシワ・たるみの発生

　頬上部の浅頬脂肪(図 1-23 (a); malar-fat-pad と表記されていることが多い)は顔面最表層筋膜(以下、M.malaris)により挙上される。浅頬脂肪は眼輪筋と側頭筋筋膜にも付着しており、下眼輪筋が抗重力下で運動できない上、口角を横に広げたり下げたりする筋肉によって引き下げられる。下垂した脂肪組織は鼻唇溝でくい止められるため、ほうれい線のたるみとなり、ほほ全体やフェイスラインにも影響が及び、中顔面が伸びた印象にもなる。ほうれい線周辺の筋拘縮が解消されたとしても、たるみが残るとシワとして認識されることもある。下顔面のブルドックの垂れた頬のようなたるみは Jowl 変形と呼ばれ、頬下部の脂肪(広頸筋前脂肪；図 1-23 (b))が下垂し口角下制筋(または保持靭帯)でくい止められ、たるみが生じている。Jowl 変形には深部に存在する頬脂肪体(buccal fat pad)が関与するという報告もある。

　目の下のたるみは浅頬脂肪ではなく眼窩脂肪(SOOF)の脱出が原因で生じる。眼輪筋眼瞼部は皮下直下に存在し、皮下脂肪がほとんどないからである。眼窩脂肪の突出は浅頬脂肪の萎縮や下垂によりさらに目立ち、このような脂肪組織が作り出す頬やフェイスラインの凹凸が特に中・下顔面の加齢を感じさせるのである。

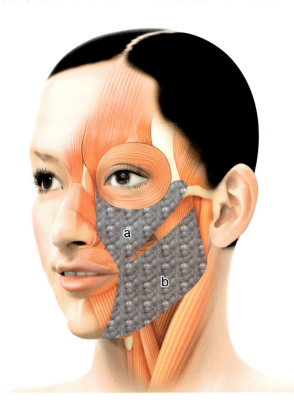

図 1-23　筋肉と脂肪の位置。浅頬脂肪(a)と広頸筋前脂肪(b)。眼輪筋眼瞼部は皮下脂肪がほとんど存在しない。

## 4-4 表在性筋膜（superficial musculo-aponeurotic system：SMAS）に関わるシワ・たるみの発生

　SMASとは1976年Mitsらが、前頭筋と後頭筋を介する帽状腱膜、側頭頭頂腱膜、表情筋がひと続きの構造になっていると発見したものである（図1-24）。筋膜とはfasciaの訳で筋肉を包む膜と考えやすいが、実際に筋膜が包むものは筋肉だけとは限らない。皮膚や浅層の皮下脂肪組織はSMASと表情筋に強く付着する構造になっているが、深層部の筋膜はSMAS・表情筋と深部の骨や筋とゆるく連結し、脂肪組織の間に血管や神経を通している。筋膜はこのような構造で外側から全身をスーツのように体を覆い、体内では内臓、血管神経などを包み、その形や位置を保つ働きをしている。

　筋膜には緩やかに外力を与えると可塑性を発揮し変形する性質がある。例えば、ビニールの買い物袋をゆっくり伸ばすと伸びたまま元に戻らないことと同じである。猫背姿勢などで顎を上げる姿勢を長く続けていると顔面のSMASは外下方に広がるストレスを受け続ける。そうするとSMASは可塑性を発揮し徐々に形が変形し、付着している皮膚、脂肪、表情筋、保持靭帯なども変形したままになり、たるみやシワを発生させると考えられる。

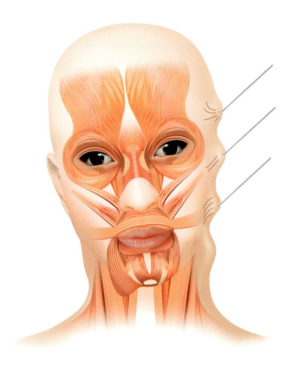

図1-24　SMASの構造。表情筋は筋膜とひとつづきの構造になっているため、筋膜を使ったリフトアップが可能である。

## 4-5 保持靱帯（retaining ligament）に関わるシワ・たるみの発生

　保持靱帯は顔面の皮下脂肪と皮膚を深部組織である耳下腺や咬筋や側頭筋、顔面骨等に強固につなぎ止める働きをしている。加齢によって皮膚がゆるみ脂肪の下垂が生じるが、深部組織に固定された靱帯部分は移動が少ない。そのため保持靱帯付着部はくぼみや溝、シワになり、隣接する皮膚や脂肪は膨らみたるみとなる（表1-5、図1-25）。Zygomatic ligament の下部には大・小頬骨筋、上唇挙筋などの起始部、上部は眼輪筋、M.malaris、浅頬脂肪が存在するためストレスを受けやすく、筋肉の拘縮や圧痛を確認しやすい場所である。

表 1-5　保持靱帯の部位とシワ・たるみ

| | 靱帯名 | 固定部位 | シワ・タルミ |
|---|---|---|---|
| 1 | Parotid cutaneous ligament | 耳前部の皮膚－耳下腺筋膜 | ─── |
| 2 | Masseteric ligament | 咬筋前縁の筋膜－下顎骨上枝と体部外側 | 頬のくぼみ・シワ・やせこけ　たるみ |
| 3 | Mandibular ligament | 下顎の皮膚－下顎骨体部前方 | Jowl（マリオネットライン　ブルドッグのたるみ） |
| 4 | Zygomatic ligament | 頬部の皮膚－頬骨体部前面 | Mid-cheek groove（ゴルゴ線　インディアンライン） |
| 5 | Orbicularis retaining ligament | 眼の下の皮膚（眼輪筋眼瞼部下縁）－眼窩下縁 | 目の下のシワ・たるみ |
| 6 | Zygomatico cutaneous ligament | 眼の下の皮膚（眼輪筋眼窩部下縁）－眼窩下縁 | naso-jugal groove（鼻頬溝：目頭のくぼみ…Mid-cheek groove に続く場合がある） |

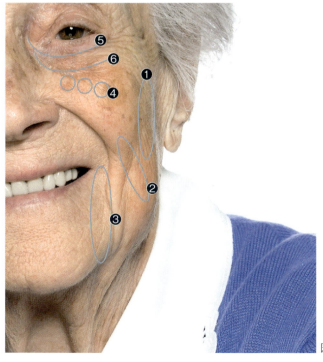

図 1-25　保持靱帯とシワとたるみ

## 4-6 骨格に関わるシワ・たるみの発生

顔面の骨格は Lambros の理論でも加齢とともに中顔面の骨格が時計周りに回転すると説明されている。眼窩上縁と前頭骨は前方移動し、眼窩下縁と頬骨体部は後退する。眼窩も浅くなり、眼窩下縁が外側に向かって拡大する。これらの骨格変化で下眼瞼の脂肪が脱出しやすくなり、たるみを生じやすくなる。

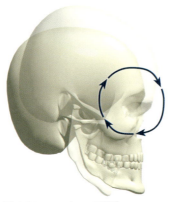

図 1-26　Lambros の理論

## 4-7 舌に関わるシワ・たるみの発生

舌の大部分は筋肉からなっており、舌の外在筋は頭蓋骨または舌骨から起こり舌に終わる。舌の正しい位置は舌尖が上顎切歯の後方の歯茎、舌の中央が上口蓋の天井に引き上げられた位置であり(図1-27)、その位置が下がると舌全体が下がり顎の下にたるみが生じる。舌が下がると嚥下の際、口腔内の圧力を高めるためオトガイ筋、頬筋、口角下制筋、口輪筋が余計に働くこととなる。舌は表情筋のインナーマッスルと考えられ、舌の筋力だけでなく、協調性や巧緻性が劣るとアウターマッスルである表情筋の代償運動が生じやすいと考えられる。嚥下は睡眠中も含め一日約2,000回行われているため筋肉は拘縮し、マリオネットラインやあごのゴツゴツ(pebbly chin)が生じやすくなる。舌小帯の短縮、扁桃やアデノイドの肥大、舌肥大、上口蓋の天井が高かったりすることで舌を正しい位置に上げられない場合があるので注意が必要である。

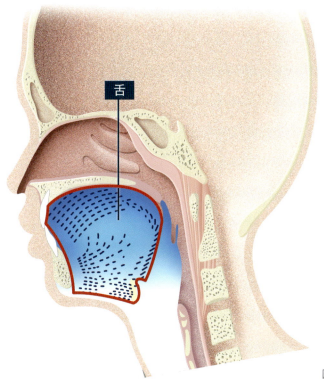

図 1-27　舌の正しい位置

## 4-8　ミゾ・ヤマに関わるシワ・たるみの発生

　シワとたるみ混合されやすいものにミゾとヤマがある(図 1-28)。ミゾは鼻唇溝で代表されるように特定部位に新生児より既に存在している。ミゾとヤマの中で加齢に伴い対照的なものは上唇にある人中溝と両脇の山、唇の反り返りに対する鼻唇溝である。上唇のミゾとヤマがはっきりしていると若々しい印象になるが、これらは口を開けるための余分の皮膚を収納する場所である。抗重力で口裂を上方向に開けられなくなり横に引き開けるようになると上唇のミゾとヤマから皮膚は引き出されたるみが生じる。たるんだ余分の皮膚は鼻唇溝に畳まれてほうれい線のシワと認識される。どうしてもシワとたるみに目が行きがちであるが、その場所の皮膚を若い位置に元々あった位置に戻すことが必要であろう。

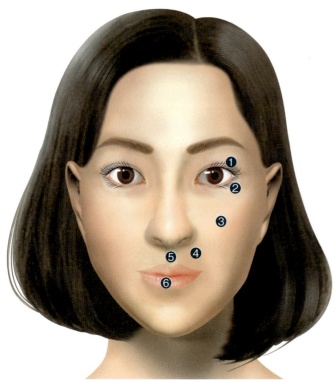

❶ 上眼瞼溝
❷ 涙堂
❸ 頬の高さ
❹ 人中両脇のヤマ
❺ 人中
❻ 唇の反り返り

ミゾ・ヤマ

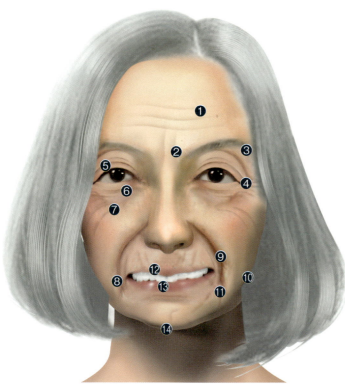

❶ 額のシワ
❷ 眉間のシワ
❸ 眉尻上がり
❹ こめかみの痩せコケ
　 目尻のシワ
❺ 上瞼のくぼみ、たるみ、シワ
❻ 目の下のたるみ・シワ
❼ インディアンライン
❽ 頬のフェイスライン
❾ ほうれい線のシワ・たるみ
❿ 頬のくぼみ、シワ
⓫ マリオネットライン
⓬ 上唇の伸び、広がり
⓭ 薄く広がった唇、唇の縦ジワ
⓮ 顎の広がり、顎首のたるみ、シワ

シワ・たるみ

図 1-28　ミゾ・ヤマとシワ・たるみのちがい

# 5 美顔率

## 5-1 心理からみる魅力的な顔

「美顔率」とは顔の黄金比率のことである(図1-29)。古代ギリシア時代から美術、建築などの人の創作するもののみならず、人体の比率や生物などの不変の美しさの比率として使われている。

図1-30の顔は20歳代(A)と、50歳代(B)の女性の各80名から採寸輪郭の平均値から作られている。(A)の20歳代の女性の顔立ちはほぼ「黄金比率」であり、この顔立ちに近づくほど若い顔の位置に近づくことになる。(B)の50歳代の顔は顔の下部にたるみが生じたため中下顔面の部分が伸び、口元からあごの横幅が広がっている。(A)と(B)の顔を半分ずつ手で隠してみると、同じ眉毛や目や口などの顔パーツでも(A)の顔の方が若く元気そうな印象があるのではないだろうか。加齢とともに顔パーツは皮膚に引っ張られて目じりや口角が下がったり、鼻の下が伸びて広がったり、眉尻が吊り上がったりして位置や形を変えられてしまう。顔パーツの位置や顔の凹凸も歳と共に変化しているため、シワとたるみ対策だけしても何か不自然な顔になる。これを解決するには「美顔率」に顔パーツを合わせながら治療をすることが重要である。顔パーツが「美顔率」の場所に戻れば、顔の筋肉が若い時の形や可動域を取り戻し、皮膚もミゾとヤマに戻り、黄金比率の魅力的な顔になるのである。

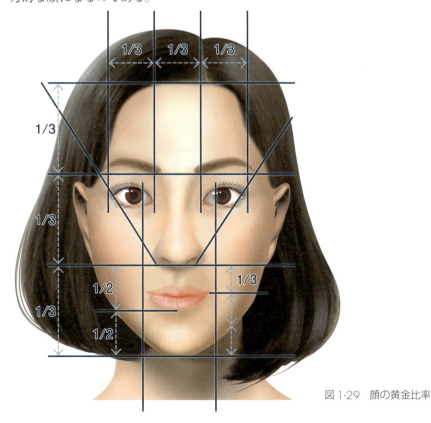

図1-29　顔の黄金比率

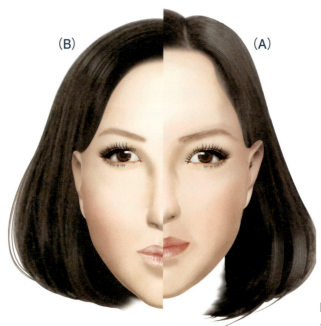

図1-30 20代の平均顔と50代の平均顔の比較

### 5-2 美顔率を目標とした治療方針

　当院では、予診表、問診でシワやたるみの発生状況、経過、日常生活状況等を確認した後、顔の筋力、代償運動等を徒手検査等で機能観察、形態観察を行い、病態を把握してから治療を行っている。患者には解剖機能や病態生理に基づき愁訴の原因を説明し、年齢なども考慮して改善にかかる時間や経過、予後、内出血などの副作用等も説明してから同意を得た上で治療を行っている。

　シワ、たるみの原因となっている表情筋、M.malaris、SMASの拘縮や緊張には揉捏や押圧、刺鍼を行い、顔全体の筋トーヌスを「美顔率」に整える治療を行っている。表情筋のトーヌスによって口角や目尻等の顔パーツの位置は下がるが、制限なく引き上げれば余分に皮膚を伸ばしてしまう危険性があるからである。

　また、鍼治療に加え、加齢による顔面神経の減少や脂肪を保持する抗重力筋の筋力低下、大ジワを作る代償運動を改善するために、美顔率マッサージ・トレーニングを指導している。美顔率マッサージ・トレーニングとは、当院で開発された魅力的な顔と認識される黄金比率に近づける表情筋の拘縮軽減と可動域改善を目的としたマッサージと代償運動を改善する顔面神経促通トレーニングである。筋肉の拘縮と日常生活での代償運動を予防し、シワやたるみを改善する効果がある。トレーニングを指導していると、顔面神経麻痺の既往がなくても共同運動がみられる患者が多いため、粗大な顔面体操は禁止したほうがよいと考えられる。

# 2章　治療法

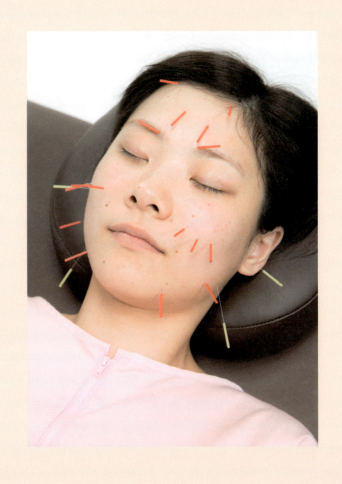

# 1 治療を行う前に

## 1-1 顔面部位の定義

　表情筋は目、口などの開口部の開閉のため発達したものであり、シワ・たるみはよく動く表情筋の付着部や筋腹に垂直に生じやすい。本書の治療法では眼瞼の開閉の運動に関わる部位を上顔面、口唇や顎の開閉の運動に関わる部位を中・下顔面に分けて説明している（美容皮膚科では下眼瞼が中顔面に含まれることが多い）。

　表2-1は顔面部位別の愁訴とさまざまな原因の一部をまとめたものである。シワ・タルミ発生には患者によって他にも様々な原因があると考えられる。各々の患者の診察・問診から得られる情報を元に愁訴の原因を突き止め、治療を行う必要がある。

表 2-1　顔面部位別愁訴と主な原因（※表情筋はシワ・たるみ形成に関与するもののみ記載）
上顔面

| 愁訴 | ミゾ・ヤマ | 表情筋 | | 保持靭帯 | 脂肪 |
|---|---|---|---|---|---|
| | | 筋力低下筋 | 代償運動筋 | | |
| 額シワ | 上眼瞼溝 | 〈開眼〉<br>上眼瞼挙筋 | 〈開眼〉<br>前頭筋 | ― | ― |
| 目の上部シワ・たるみ・くぼみ | | | | | |
| 眉間シワ・鼻根シワ・目頭シワ・目尻シワ | | 〈閉眼〉<br>下眼瞼眼輪筋 | 〈閉眼〉<br>雛眉筋<br>鼻根筋<br>上眼瞼眼輪筋 | | |
| 目の下部シワ・たるみ・くぼみ | 涙袋（涙堂） | | | Orbicularis retaining ligament<br>Zygomatico cutaneous ligament | 眼窩脂肪 |

中・下顔面

| 愁訴 | ミゾ・ヤマ | 表情筋 | | 保持靭帯 | 脂肪 |
|---|---|---|---|---|---|
| | | 筋力低下筋 | 代償運動筋 | | |
| インディアンライン（ミットチークグローブ）くぼみ・シワ・たるみ | 頬の高さ | 〈開口〉<br>上唇挙筋群<br>（上唇挙筋、大・小頬骨筋、口角挙筋） | 〈開口〉<br>頬筋、笑筋、口角・口唇下制筋、広頚筋 | Zygomatic ligament | 浅頬脂肪 |
| ほうれい線シワ・たるみ | | | | ― | |
| フェイスライン・たるみ | | | | | |
| 頬シワ・たるみ・やせこけ | | | | Masseteric ligament | |
| マリオネットライン（ブルドックライン）シワ・たるみ | | | | Mandibular ligament | 広頚筋<br>前脂肪<br>頬脂肪体 |

| 口周り縦ジワ・たるみ・口角下がり | 人中溝<br>人中溝両脇のヤマ<br>唇の反り返り | 〈閉口〉<br>口輪筋<br>(上周辺部) | 〈閉口〉<br>口輪筋<br>(上縁部・下縁部・舌周辺部)・オトガイ筋 | — | — |

## 1-2 美顔鍼治療の注意点

　美顔鍼治療の注意点として、出血が生じた場合には止血するまで持続的に圧迫をおこなう。内出血が生じた場合には治療後直ちに患者に説明し、共に確認すると信頼感が得られる。皮下血腫が生じた場合にも血腫がなくなるまで持続圧迫を行う。目の下や目頭、前額面、眉間中央、こめかみ、Mid-cheek groove の部位は血管が皮膚浅層に存在したり、皮下脂肪が少ない場所のため内出血が目立ちやすいので刺鍼に注意する。触診や刺鍼の際、ニキビや口内炎のような炎症部分、眼球に触らないように注意する。また、顔面領域の疾患(顔面神経麻痺、三叉神経痛、顎関節症、歯周病、結膜炎)の急性期は治療機関での受診後に症状が安定してから美顔鍼を行う。

　化粧は落としてから治療することが理想であるが、化粧をしたままでも刺鍼は可能である。刺鍼部位は必ずアルコール消毒をすることが必要である。

# 2 診察法

治療を行うのにあたって、まずは患者本人が気にしている愁訴の主観的な評価と、治療者から見た客観的な評価を行う。愁訴の程度を把握しておくことで、治療者にとっても患者にとっても治療の計画、目途が立てやすくなる。評価が出た時点で予後（p.79参照）について説明をしておくと良い。

## 2-1 主観的評価

初めて患者が治療院に来院した際、最初に患者本人がどの部分を一番気にしているか、どの部分の改善を求めているかを確認する必要がある（表2-2〜2-6）。シワ、たるみについて5段階で、問診票を使用して主観的な評価をしてもらい、治療の方針を定める。以下に問診の項目を記載する。

表2-2 たるみの状態
以下の①〜⑤のうち、一番あてはまる数字の枠に〇（まる）をつけさせる

| たるみの場所 | ①気にならない | ②少しだけ気になる | ③気になる | ④かなり気になる | ⑤非常に気になる |
|---|---|---|---|---|---|
| 目の上 | | | | | |
| 目尻 | | | | | |
| 目の下 | | | | | |
| インディアンライン | | | | | |
| ほほ | | | | | |
| ホウレイ線 | | | | | |
| マリオネットライン | | | | | |
| あご・くび | | | | | |
| フェイスライン | | | | | |
| その他 | | | | | |

表2-3 シワの状態
以下の①〜⑤のうち、一番あてはまる数字の枠に〇（まる）をつけさせる

| シワの場所 | ①気にならない | ②少しだけ気になる | ③気になる | ④かなり気になる | ⑤非常に気になる |
|---|---|---|---|---|---|
| おでこ | | | | | |
| 眉間 | | | | | |
| 鼻根 | | | | | |
| 目尻 | | | | | |
| 目頭 | | | | | |
| 目の下 | | | | | |

| | | | | | |
|---|---|---|---|---|---|
| インディアンライン | | | | | |
| ほほ | | | | | |
| ホウレイ線 | | | | | |
| 口周りの縦ジワ | | | | | |
| マリオネットライン | | | | | |
| あご・くび | | | | | |
| その他 | | | | | |

表 2-4　肌荒れの状態
　　　以下の①～⑤のうち、一番あてはまる数字の枠に○（まる）をつけさせる

| 肌荒れの場所 | ①気に<br>ならない | ②少しだけ<br>気になる | ③気になる | ④かなり<br>気になる | ⑤非常に<br>気になる |
|---|---|---|---|---|---|
| おでこ | | | | | |
| ほほ | | | | | |
| 鼻 | | | | | |
| あご | | | | | |
| その他 | | | | | |

表 2-5　顔色、くすみ、クマ、シミの状態
　　　以下の①～⑤のうち、一番あてはまる数字の枠に○（まる）をつけさせる

| 顔色、くすみ、クマ、<br>シミの場所 | ①気に<br>ならない | ②少しだけ<br>気になる | ③気になる | ④かなり<br>気になる | ⑤非常に<br>気になる |
|---|---|---|---|---|---|
| 全体の顔色 | | | | | |
| 全体のくすみ | | | | | |
| 目の下のクマ | | | | | |
| 頬のシミ | | | | | |
| 目尻のシミ | | | | | |
| その他 | | | | | |

表 2-6　顔全体の気になる症状
　　　以下の①～⑤のうち、一番あてはまる数字の枠に○（まる）をつけさせる

| 顔全体で気になる症状 | ①気に<br>ならない | ②少しだけ<br>気になる | ③気になる | ④かなり<br>気になる | ⑤非常に<br>気になる |
|---|---|---|---|---|---|
| たるみ | | | | | |
| シワ | | | | | |
| 肌荒れ | | | | | |
| 顔　色 | | | | | |
| くすみ | | | | | |
| クマ | | | | | |
| シミ | | | | | |

## 2-2　拘縮度評価

　患者の主観的評価を元に愁訴と部位を把握し、治療者による客観的な評価を行う。客観的評価は、触診による拘縮度の評価、筋肉の主運動・代償運動の評価、視覚的評価の３つに分けて行う。

　拘縮度評価は拘縮を手で確認しながら同時に痛みの有無を口頭で患者に聞き、評価は(++)：強い拘縮(揉捏時に強い痛み)、(+)：拘縮あり(揉捏時に痛みあり)、(±)：弱い拘縮(揉捏時に弱い痛み、もしくはなし)、(−)：拘縮なし(揉捏時に痛みなし)の５段階でカルテに書きとめ、拘縮の強い部位は追加記入しておく。下顔面の拘縮評価は、鍼治療後に行うマッサージ(p.66 参照)と連動しているので、治療を始める前に評価を記入しておき、鍼治療後に、どれくらい拘縮が解消されているか確認しながらマッサージを行うと良い。評価の記入は、付録(p.98 参照)を使用していただきたい。

### 下顔面の拘縮

　グローブを用いて口腔内に示指を入れ、口輪筋、上唇挙筋、大小頬骨筋、口角挙筋、笑筋、頬筋、口角・下唇下制筋、広頚筋、オトガイ筋を揉捏して拘縮を評価する。皮膚側の母指は固定し、口腔内側の示指を動かすようにして二指揉捏すると拘縮がわかりやすい。美顔率から口角の位置を広げすぎないように注意する。グローブはパウダーフリーのものを使用し、ラテックスアレルギーに注意する。

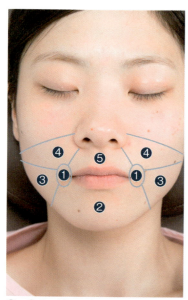

❶〜❺のエリアに分けて評価をする

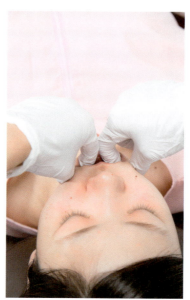

❶車軸点

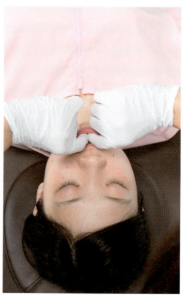

❷下口輪筋・口角・下唇下制筋・広頚筋・オトガイ筋エリア

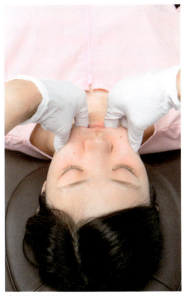
❸笑筋・頬筋エリア

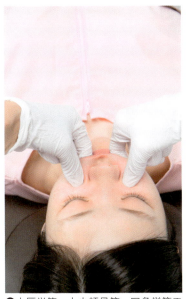
❹上唇挙筋・大小頬骨筋・口角挙筋エリア

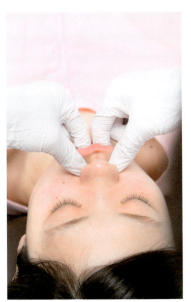
❺上口輪筋エリア

### 中顔面の拘縮

　中顔面の拘縮として、頬骨上靭帯付近の筋肉の拘縮を評価する。頬骨上靭帯はインディアンラインの上下に四指を当て目尻が美顔率の位置に戻るように、揉捏する。インディアンライン上と目の下のたるみ部分には触らないよう注意する。

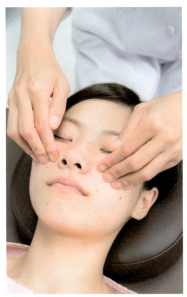
インディアンラインの上に四指を当て、押す

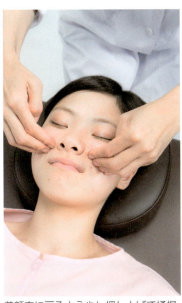
美顔率に戻るよう少し押し上げて揉捏

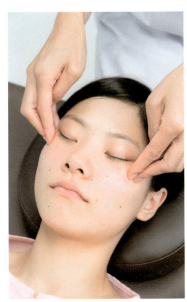
インディアンラインの上に指を置き、揉捏する

### 上顔面の拘縮－眉間・眉毛部

皺眉筋と眼輪筋上部の拘縮評価は、眉の内側から外側まで、順に揉捏する。四指を使って少しずつ場所をずらしながら行う。

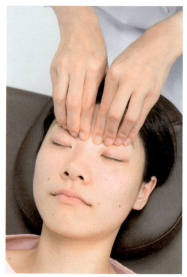
眉間部分に四指を当てて把握揉捏

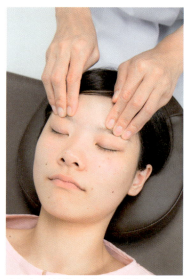
少しずつ外側にずらしながら痛みの有無を口頭で質問する

### 上顔面の拘縮－前頭部・頭部

前頭部・頭部の拘縮として、前頭筋と帽状腱膜を揉捏する。前頭筋は、額の生え際に向って、徐々に上側に指をずらして眉毛が美顔率に戻るよう揉捏する。上に引き上げないように注意する。帽状腱膜は、両手で頭皮をつかみ押圧しながら前後に揉捏する。前髪際から後頭部にかけて頭皮が前後によく動くと良い。強く痛みを訴える（＋＋）の場合は揉捏せず、把握して押圧するだけでも良い。

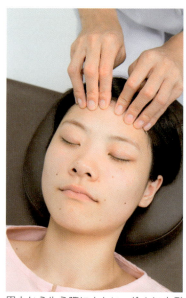
眉上から生え際に向かい、徐々に上側に指をずらして揉捏

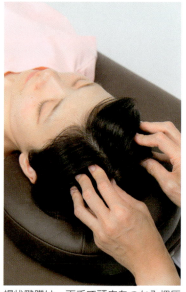
帽状腱膜は、両手で頭皮をつかみ押圧しながら前後に揉捏する

## 2-3　主運動・代償運動評価

　日常の生活での表情において、使う筋肉に偏りがあるとシワやたるみの原因となる。ここでは顔の運動を、①上唇・口角挙上運動、②上唇収縮（寄せ）運動③上唇外反運動、④下眼瞼運動、⑤上眼瞼運動の5つに分け、各運動に対し、本来使うべき正しい筋肉を使った運動（主運動）ができているか、本来使ってはいけない筋肉を使った動き（代償運動）になっていないかを検査する。評価の記入は、付録（p.100 参照）を使用していただきたい。

### ◆主運動

　主運動の検査は通常、MMT 0（筋収縮運動が全く起こらない）〜 MMT 5（最大の徒手抵抗に抗して全可動域に渡って運動できる）までで評価する。ただし、MMT 4以上の運動は皮膚を伸ばす可能性があり、評価自体がシワ・たるみの原因になるので本書においては行わない。MMT 3は抗重力下で筋収縮ができているかを検査し、MMT 2〜0は仰臥位で重力のない状態で検査する（表2-7）。

表2-7　本書における主運動のレベル評価

| レベル | 筋収縮の様子 |
| --- | --- |
| MMT 0 | 筋収縮がまったく感じられない |
| MMT 1 | 短収縮、弱いけいれんが触知できる |
| MMT 2 | 重力下でけいれんが触知できるが、重力に抗して強縮することができない。重力がなければ強縮できる |
| MMT 3 | 重力下でも強縮できる |

※ MMT 4〜5：抵抗運動は皮膚を伸ばすので美顔鍼の検査では行わない

### ◆代償運動

　主運動を検査すると同時に「代償運動」が起こっていないかどうか調べる必要がある。一般に、主運動がMMT0〜2の場合は、主運動に使う筋力が低下した結果として「代償運動」が起こっている。また、普段からオーバーリアクションで表情を作ったり、むやみに顔の筋肉を動かすクセがある患者の場合、主運動がMMT 3以上でも同時に代償運動が行われる可能性がある。

　代償運動の評価は、本書では表2-8のようなレベル分けを行っている。（++）は、主運動が全く起こらず、治療者が指示した表情を、代償運動にあたる筋肉のみを使って行っている状態を指す。代償運動を手で押さえるなどして抑制すると、主運動ができず、指示された表情を行うことが全くできない。（+）では代償運動を抑制しても主運動にあたる筋肉が動いて指示された表情ができるが、代償運動も同時に起こってしまう状態を指す。（±）は、主運動だけで動かすことが可能な状態である。（−）は、代償運動がなく主運動のみで指示した運動ができる状態である。

表 2-8　本書における主運動・代償運動の評価

| レベル | 主運動・代償運動の様子 |
|---|---|
| （−） | 抑制がなくてもコントロールでき、主運動のみができる |
| （＋） | 代償運動が起こらないよう抑制すれば筋力をコントロールでき、主運動ができる |
| （±） | 代償運動が起こらないよう抑制をしても筋力はコントロールできないが、主運動はできる |
| （＋＋） | 代償運動が起こらないよう抑制すると代償運動の筋力をコントロールできず、主運動もできない |

◆検査の方法と検査結果

　実際の臨床時は、主運動が行えているかどうかを主軸に検査を進め、代償運動の有無はあくまで補助的に考える。主運動をMMTのレベルごとに確認し、主運動ができていない場合、同時に代償運動が行われていないかどうか確認をする。基本的には5カ所すべての主運動・代償運動を検査する必要はなく、患者の訴える（主観的評価で気になっている箇所）愁訴の周りの筋肉を検査する。検査結果はその都度カルテに書き込み、次回の治療時に再度検査をして、患者とともに改善を目指すとよい。

表 2-9　検査の進め方

| | |
|---|---|
| ① | 起き上がった状態で表情を作るよう、運動を指示する（できている場合、主運動はMMT3）。同時に代償運動の評価をする。 |
| ② | 仰臥位で表情をつくるよう、運動を指示する（できている場合、主運動はMMT2）。できていない場合（主運動はMMT 1以下）は、代償運動が起こらないよう介助運動を行う。同時に代償運動の評価をする。具体的な方法は次頁以降を参照。 |

◆治療方針

　シワ・たるみを訴え来院する患者の多くが、愁訴周辺の主運動MMT 0〜MMT 2のレベルである。患者の苦手な動きを解説し、鍼治療後の神経筋促通トレーニング（p.63）、自宅で行うためのセルフトレーニング（p.81参照）のレクチャーを行うことで、代償運動をコントロールでき、偏りのない表情運動ができるようになる。

### 上唇・口角挙上運動の主運動、代償運動

　上唇・口角挙上運動は普段の生活では「笑う」表情にあたる。治療者の「笑ってください」という指示に対して、上唇挙筋、大小頬骨筋、口角挙筋、笑筋が収縮し、口角・上唇が上もしくは斜め上に挙がれば主運動ができていることになる。それに対して、口角・口唇下制筋、広頸筋、頬筋、笑筋を使っている場合は代償運動があると見なし、ほうれい線、マリオネットラインの原因となる。代償運動を抑えるには、顎の部分を抑えて横、もしくは斜め下方向に下唇が動かないようにする。

表 2-10　上唇・口角挙上運動の代償運動評価

| （−） | 下顎を手で抑えなくても上唇の運動のみができる |
|---|---|
| （±） | 下顎を手で抑えれば筋力をコントロールでき、上唇の運動（主運動）もできる |
| （＋） | 下顎を手で抑えても筋力はコントロールできないが、上唇の運動（主運動）はできる |
| （＋＋） | 下顎を手で抑えても筋力をコントロールできず、上唇の運動（主運動）もできない |

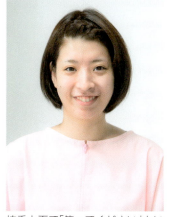
抗重力下で「笑ってください」という治療者の指示に対して、正しい動きができている主運動(MMT 3)、代償運動(−)の状態

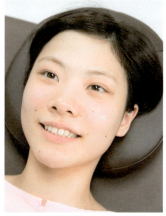
仰臥位で同じ指示に対して正しい動きができている(MMT 2〜1)の状態

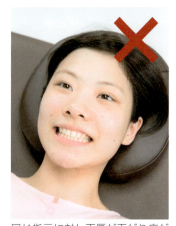
同じ指示に対し下唇が下がり広がる、代償運動が生じている状態

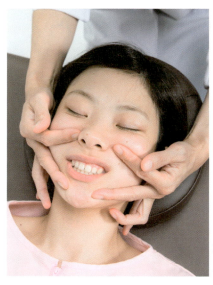

◆筋力・代償運動の確認方法

　代償運動（中指で下唇）を抑えた状態で、主運動筋群（示指で鼻唇溝）の筋収縮の様子を触診し、筋収縮の様子を確認する(p.47 表2-7 参照)。上記の表を基準に代償運動のレベルを確認する。

### 上唇収縮（寄せ）運動の主運動、代償運動

上唇収縮（寄せ）運動は、飲み物を飲んだり、ストローを吸ったりする表情にあたる。治療者の「鼻の穴の下の真ん中に力を入れて唇をすぼめてください」という指示に対して、口輪筋の上周縁部の筋力が中央方向に向けられていれば主運動ができていることになる。それに対して、口輪筋の上縁部および下縁部、舌周辺部（p.21 図 1-14 参照）前方に突き出す形になっている場合は、代償運動があるとみなす（表 2-11）。代償運動の抑制は、唇を指で抑えて前方向に筋肉が動かないようにする。

表 2-11　上唇収縮（寄せ）運動の代償運動評価

| （−） | 下顎を手で抑えなくても上唇の運動のみができる |
|---|---|
| （±） | 下顎を手で抑えれば筋力をコントロールでき、上唇の運動（主運動）もできる |
| （＋） | 下顎を手で抑えても筋力はコントロールできないが、上唇の運動（主運動）はできる |
| （＋＋） | 下顎を手で抑えても筋力をコントロールできず、上唇の運動（主運動）もできない |

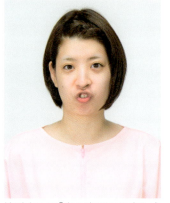

抗重力下で「鼻の穴の下の真ん中間に力を入れて唇をすぼめてください」という治療者の指示に対して、正しい動きができている主運動（MMT 3）、代償運動（−）の状態

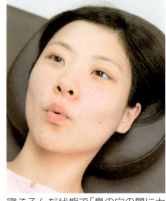

寝ころんだ状態で「鼻の穴の間に力を入れて唇をすぼめてください」という治療者の指示に対して正しい動きができている（MMT 2〜1）の状態

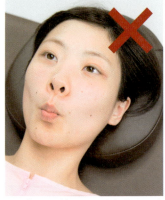

同じ指示に対して下唇を前方に突き出す代償運動が生じている状態

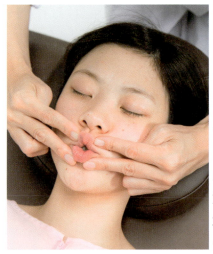

◆筋力・代償運動の確認方法

代償運動（中指で下唇）を抑えた状態で、主運動筋群（示指で上唇）の筋収縮の様子を触診し、筋収縮の様子を確認する（p.47 表 2-7 参照）。上記の表を基準に代償運動のレベルを確認する。

### 上唇外反運動の主運動、代償運動

　上唇外反運動では、上唇収縮（寄せ）運動で中央方向に寄せた筋肉を上方向に向ける。この動きが主運動でできると、若い女性の間でいわゆる「アヒル口」と呼ばれている、口の形を日常的に形成できる筋力が備わっていることになる。治療者の「上唇の先を鼻の頭につけるように上げ、反りかえしてください」という指示に対して、上唇挙筋、小頬骨筋、上唇鼻翼挙筋の筋力が上方向に向けられていれば主運動ができていることになる。それに対して、口輪筋の上縁部及び下縁部（下唇）、舌周辺部（p.21 図1-14 参照）、オトガイ筋が前方に突き出しそり返す形になっている場合は、代償運動があるとみなす（表2-12）。代償運動を抑制するには、下唇は指で抑えて前方向に筋肉が動かないようにする。

表2-12　上唇外反運動の代償運動評価

| (－) | 下唇を手で抑えなくても上唇の運動のみができる |
|---|---|
| (±) | 下唇を手で抑えれば筋力をコントロールでき、上唇の運動（主運動）もできる |
| (＋) | 下唇を手で抑えても筋力はコントロールできないが、上唇の運動（主運動）はできる |
| (＋＋) | 下唇を手で抑えても筋力をコントロールできず、上唇の運動もできない |

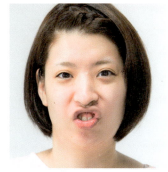

抗重力下で「上唇の先を鼻の頭につけるように上げ、反りかえしてください」という治療者の指示に対して、正しい動きができている主運動(MMT 3)、代償運動(－)の状態

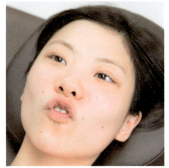

仰臥位で同じ指示に対して正しい動きができている(MMT 2〜1)の状態

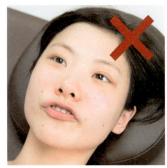

同じ指示に対して下唇を前方に突き出し反り返す代償運動が生じている状態

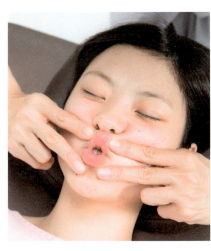

◆ 筋力・代償運動の確認方法

　代償運動（中指で下唇）を抑えた状態で、主運動筋群（示指で上唇）の筋収縮の様子を触診し、筋収縮の様子を確認する（p.47 表2-7 参照）。上記の表を基準に代償運動のレベルを確認する。

### 下眼瞼運動の主運動、代償運動

　下眼瞼運動は日常生活では、瞬きや目を閉じるときの動作にあたる。治療者の「下瞼の目尻側が上がるように目を強く閉じてください」という指示に対して、眼輪筋下部（眼瞼部・眼窩部）の筋力が上方向に向けられていれば主運動ができていることになる（表2-13）。それに対して、皺眉筋と眼輪筋の上部が内側方向に動いていたら場合は、代償運動があるとみなす。代償運動を抑制するには、下瞼を指で抑えて内側方向に筋肉が動かないようにする。

表2-13　下眼瞼運動の代償運動評価

| (－) | 手で抑えなくても上眼瞼と下眼瞼が同じ筋力でコントロールできる |
|---|---|
| (±) | 上眼瞼・皺眉筋を手で抑えれば上眼瞼の筋力をコントロールでき、下眼瞼の運動（主運動）もできる |
| (＋) | 上眼瞼・皺眉筋を手で抑えても上眼瞼の筋力をコントロールできないが、下眼瞼の運動（主運動）はできる |
| (＋＋) | 上眼瞼・皺眉筋を手で抑えても筋力をコントロールできず、下眼瞼の運動もできない |

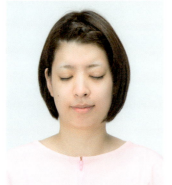

抗重力下で「下瞼の目尻側が上がるように目を強く閉じてください」という治療者の指示に対して、正しい動きができている主運動（MMT 3）、代償運動（－）の状態

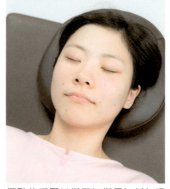

仰臥位で同じ指示に指示に対して正しい動きができている（MMT 2～1）の状態

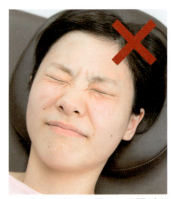

同じ指示に対して眉間、目頭が内側方向に動く代償運動が生じている状態

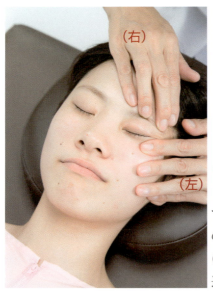

◆ 筋力・代償運動の確認方法

　代償運動（右手で眉間、眉）を抑えた状態で、主運動筋群（左手で下眼瞼）の筋収縮の様子を触診し、筋収縮の様子を確認する（p.47 表2-7 参照）。上記の表を基準に代償運動のレベルを確認する。

### 上眼瞼運動の主運動、代償運動

上眼瞼運動は日常生活では、目を大きく開ける際の動作にあたる。治療者の「おでこを上げないように瞼を大きく見開いてください」という指示に対して上眼瞼挙筋の筋力が上方向に向けられていれば主運動ができていることになる（表2-14）。それに対して、前頭筋が上方に動く場合は、代償運動があるとみなす。目視でも眉毛が上がっていたら代償運動が存在する。代償運動を抑制するには、額を手で抑えて上方向に筋肉が動かないようにする。

表2-14 上眼瞼運動の代償運動評価

| (−) | 手で抑えなくても前頭筋の収縮なく上眼瞼を挙上できる |
|---|---|
| (±) | 前額を手で抑えれば前頭筋の筋力をコントロールでき、上眼瞼の運動（主運動）もできる |
| (＋) | 前額を手で抑えても前頭筋の筋力をコントロールできないが、上眼瞼の運動（主運動）はできる |
| (＋＋) | 前額を手で抑えても筋力をコントロールできず、上眼瞼の運動（主運動）もできない。目を開けているとき前頭筋が収縮していて、弛緩することができない |

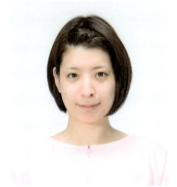
抗重力下で「おでこを上げないように瞼を大きく見開いてください」という治療者の指示に対して、正しい動きができている主運動（MMT 3）、代償運動（−）の状態

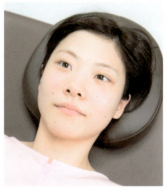
仰臥位で指示に対して正しい動きができている（MMT 2〜1）の状態

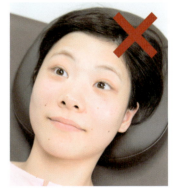
同じ指示に対して前額、眉毛が上方向に動く代償運動が生じている状態

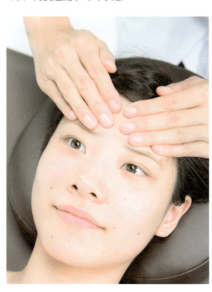

◆筋力・代償運動の確認方法

代償運動（前額筋）を抑えた状態で、主運動筋群（上眼瞼挙筋）の筋収縮の様子は虹彩の隠れ具合を目視で確認する。上記の表を基準に代償運動のレベルを確認する。

## 2-4 視覚的評価

　最後に、治療者が30〜50cmほど離れた距離でシワ、たるみ、くすみ、クマを評価する。見た目に愁訴ありは（＋）、（±）は目立たないが愁訴あり、愁訴なしは（－）というかたちでカルテに記録しておく。患者の主観的評価（p.42参照）では「非常に気になる」と評価されていたものも、治療者からみると、（±）といった場合や逆のこともあるので、気がついたことは記載しておくと良い。客観的な評価が出そろったところで、治療計画と予後どれくらいまで改善するのかなどを説明しておく。

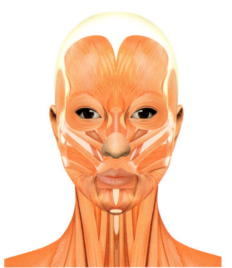 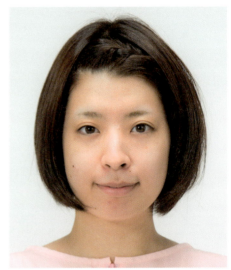

患者の主観的評価を意識することなく筋肉、靭帯、皮膚を観察して、客観的に評価する

表 2-15　視覚的評価項目一覧

| 部位・種類 | |
|---|---|
| 上顔面 | |
| 額 | シワ |
| 眉間 | シワ |
| 鼻根 | シワ |
| 目の上部 | シワ・たるみ・くぼみ |
| 目の下部 | シワ・たるみ |
| 目尻 | シワ |
| 目頭 | シワ |
| 中・下顔面 | |
| インディアンライン（ミットチークグローブ） | くぼみ・シワ・たるみ |
| 頬 | シワ・たるみ・やせこけ |
| ほうれい線 | シワ・たるみ |

| 部位・種類 | |
|---|---|
| 中・下顔面 | |
| 口周り　縦ジワ・たるみ・口角下がり | 縦ジワ・たるみ・口角下がり |
| マリオネットライン（ブルドックライン） | シワ・たるみ |
| 顎・首 | シワ・たるみ |
| フェイスライン | シワ・たるみ |
| 顔色 | |
| くすみ | |
| クマ | 青クマ・黒クマ（色素沈着によるクマ） |
| しみ | ほほ・目尻 |
| 肌荒れ | おでこ・ほほ・鼻・あご |

# 3 シワ・たるみの鍼治療

## 3-1　中・下顔面の鍼治療

　中顔面・下顔面は、ほうれい線のシワ・たるみ、マリオネットラインなど、加齢に伴う愁訴の多い部分である。口の周りだけでなく、口唇が抗重力方向に運動できなくなることによって頬の脂肪が下制し、目の下の皮膚の下垂につながることもある。したがって、目の周りや眉間など上顔面に愁訴がある場合も中・下顔面の治療を先に行うと効果が高い。

　鍼治療の注意点は p.41 を参照すること。

### 下顎部

　直接ほうれい線やマリオネットラインに刺鍼せず、口角下制筋上の三叉神経、下顎神経オトガイ孔付近に刺鍼をする。ほうれい線、マリオネットラインの原因となる筋肉の拘縮を改善する。口角下制筋は三叉神経下顎神経であるオトガイ孔付近であるため、刺鍼することで高い血管拡張効果が得られる。

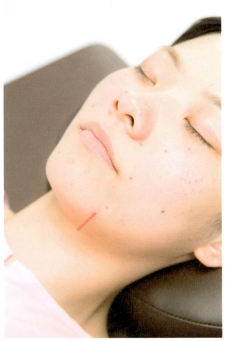 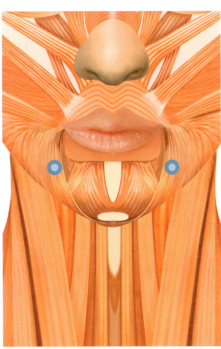

【効果】
マリオネットラインのシワ・たるみ、口角下がり、口角シワ、ほうれい線のシワ・たるみ
【使用鍼】
0.16mm（1番）×15mm

両側の口角下制筋の筋腹に、10mm 程度、筋線維に平行になるよう斜刺する。マリオネットラインが見えている場合、その少し外側の筋肉が口角下制筋である

### 頬への刺鍼（頬筋、masseteric ligament［咬筋靭帯］付近）

頬への刺鍼はmasseteric ligament（咬筋靭帯）付近の頬筋に刺鍼する。患者に口角を上げずに唇を横に引いてもらい（もしくは奥歯を噛んでもらい）、くぼみが確認できる場所が咬筋靭帯の位置である。咬筋靭帯付近の筋肉（頬筋）が拘縮している場合、口腔内からの触診（p.44参照）では、咬筋靭帯の外側に拘縮した頬筋の筋腹が確認できる。

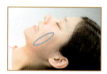

【効果】
頬シワ・たるみ、痩せコケ、ほうれい線のシワ・たるみ、フェイスラインのたるみ
【使用鍼】
0.16mm（1番）×15mm

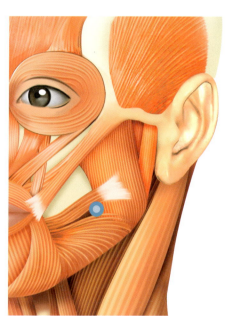
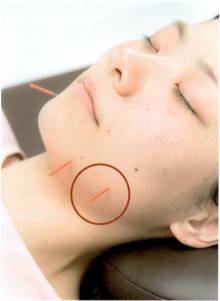

患者に奥歯を噛んでもらい咬筋の筋腹を確認し、くぼみである咬筋靭帯付近の外側の頬筋に、10mm程度、直刺する

### ＋α治療

◆ エラ張り、フェイスライン（咬筋）

エラ張りが気になっている患者に対しては、咬筋への刺鍼も行う。筋肉が弛緩している状態で、下顎骨に筋腹を押し当て、拘縮している場所に刺鍼すると良い。全体的に拘縮している場合には、筋線維に対して垂直に斜刺をし、咬筋の筋腹全体に効果がいきわたるようにする。刺激が強いので刺鍼に注意が必要である。

【使用鍼】
0.18mm（2番）もしくは0.2mm（3番）×50mm

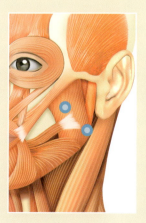
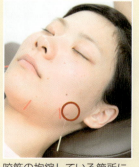
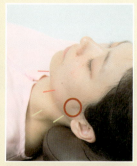

咬筋の拘縮している箇所に、10〜30mm程度、筋肉に斜刺する

拘縮している咬筋の筋線維に対して、10〜20mm程度筋線維に対して垂直に刺鍼

## 頬骨上部（zygomatic ligament［頬骨靭帯］付近）

　頬骨にある靭帯、zygomatic ligament（頬骨靭帯）付近に刺鍼する。口腔内からの触診（p.44 参照）では、インディアンラインの下に拘縮した上唇挙筋群筋腹を確認できるので、その場所の拘縮をとる。拘縮したインディアンラインの下部の硬結・圧痛点に平行に1〜3本ずつ刺鍼する。効果的に血管拡張効果を得るために三叉神経の眼窩下神経孔付近に刺鍼する。

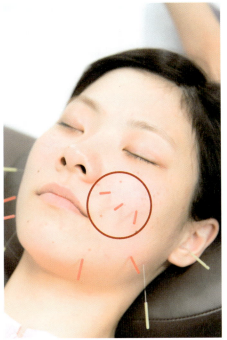
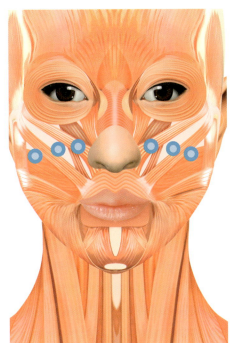

【効果】
インディアンライン（ミットチークグローブ）くぼみ、シワ・たるみ、頬シワ・たるみ、痩せコケ、ほうれい線シワ・たるみ、フェイスラインたるみ
【使用鍼】
0.16mm（1番）×15mm

インディアンライン下の硬結部に取穴し、10mm 程度、直刺で刺鍼。インディアンラインより上部の眼窩部は皮膚がうすく、出血しやすいため刺鍼を避ける

## 3-2　上顔面の鍼治療

　上顔面は目の下のように、抗重力筋のために運動できずにたるみが生じている場合や、前額面・眉間のように使いすぎのため筋肉が拘縮してシワが生じる場合など、場所によって発生のメカニズムが大きく異なるため、治療に注意が必要である。

### 眉間部（皺眉筋肉・三叉神経の上眼神経付近）

眉間に刺鍼する。眉間の中央から、眉頭にかけて指圧するように触診すると、拘縮した筋腹を触診できるのでそこに取穴する。シワがそれほど目立たない場合は、三叉神経の上眼神経孔付近に横鍼してもよい。刺激が強い場所のため刺鍼に注意が必要である。

【効果】
眉間のシワ、目頭のシワ
【使用鍼】
0.16mm（1番）×15mm

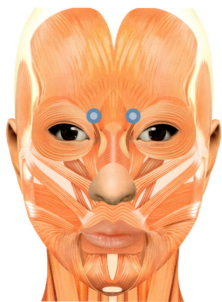
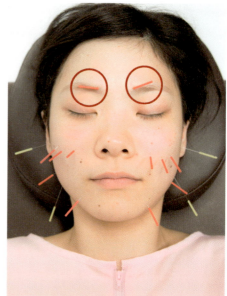

シワの外側から内側に向けて、10mm程度、皺眉筋に平行になるように横刺する

## ＋α治療

◆ 眉間の深いシワ（皺眉筋）

さらに深いシワの場合は、上記の基本刺鍼にプラスして、皺眉筋の盛り上がって拘縮している場所の外側から筋腹全体に横刺をする。

【使用鍼】
0.16mm（1番）×40mm

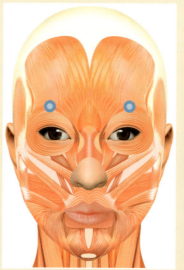
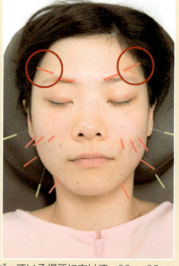

上述した眉間部の鍼の外側から、もりあがっている場所に向けて、20～30mm程度、横刺する

## 前頭部への刺鍼

前頭筋に刺鍼する。シワがそれほど目立たない場合は毛髪の生え際で前頭筋が帽状腱膜へ移行する付近に斜刺する。シワが目立つ場合は、シワが存在する場所の筋肉が拘縮しているため、シワの下を通るよう垂直に刺鍼を追加する。

【使用鍼】
0.16mm（1番）×15mm

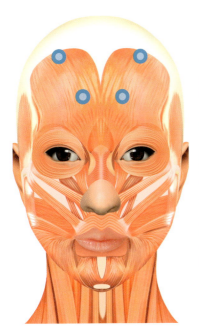
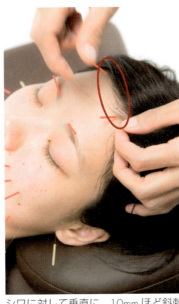

シワに対して垂直に、10mmほど斜刺する

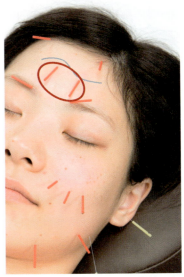

シワが目立つ場合は、10mm程度、シワに対して垂直に刺鍼する

## ＋α治療

### ◆前額の深いシワ（帽状腱膜、側頭筋膜）

帽状腱膜と側頭筋膜に刺鍼する。帽状腱膜と側頭筋膜が拘縮していると、筋膜全体が上方や上外側に牽引されやすくなり、前頭筋の緊張を生じさせ、額のシワの原因になる。側頭筋膜、帽状腱膜ともに頭蓋骨に沿うように横刺する。

【使用鍼】
使用鍼0.18mm（2番）もしくは0.2mm（3番）×50mm

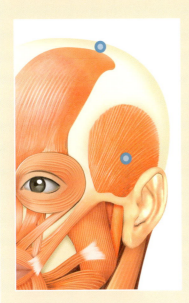
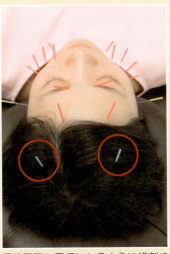

帽状腱膜に平行になるように横刺する

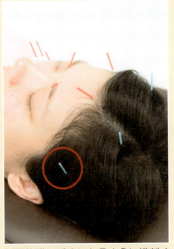

側頭筋膜に垂直になるように横刺する

# 4 SMAS 治療

　置鍼時間を使って、円鍼、指頭、もしくは、鍉鍼の裏側を使って表在性筋膜：SMAS（p.32）を整える。顔面のコリの硬さを感じる場合は、こすらずに指圧するようにタッピングを続けて、コリがほぐれたら止める。

　SMAS 治療は抜鍼する前、置鍼時間に行う。偏った表在性筋膜を元の位置に戻すことを意識する。指圧や円鍼を使って、顔面のコリのかたさを感じる間はこすらず、指圧するようにタッピングを続け、コリがほぐれたら止め、抜鍼する。

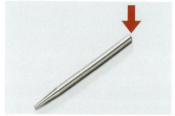

本書では鍉鍼の裏側を使用する。あまり強く押しすぎないように注意

## 4-1　中・下顔面の SMAS 治療

`下顎部・咬筋靭帯・咬筋・頬骨上`

　口角の位置が黒目の内側と、顎～鼻の長さの上 1/3 に移動するように、美顔率（p.37）に合わせて頬を掌で軽く抑える。下から上に向かって、表面の筋膜の位置を整えるようにタッピングを行う。タッピングの方向は、頬のヤマが高くなる方向で行う。インディアンライン上はタッピングせず、上下の拘縮した筋肉をほぐす目的で行う。

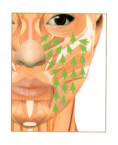
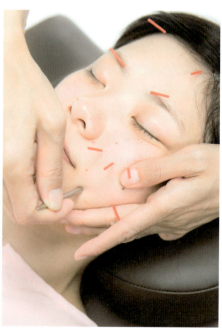
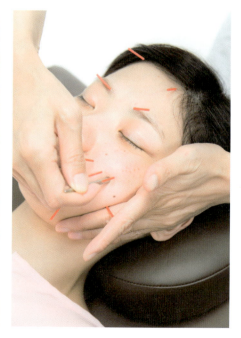

### 口唇周辺部

　口角の位置が黒目の内側とあごから鼻の下の長さの上1/3に移動するように、頬を掌で軽く抑える。その位置を保ちながらほうれい線、マリオネットラインの内側から上唇のヤマが高くなるよう筋膜の位置を調えるようにタッピングを行う。

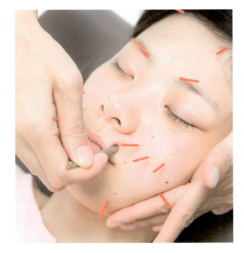
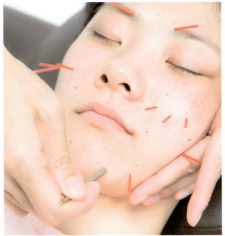
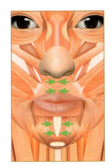

## 4-2　上顔面のSMAS治療

### 目の下・目じり

　目尻の位置が小鼻と眉尻線上に移動する美顔率のイメージで、頬を掌で軽く押さえる。その位置を保ちながら下側から表面の筋膜の位置を調えるようにタッピングを行う。

　タッピング方向は、目頭側は外上方へ、目尻側は内上方で目尻からこめかみの肉付きが出るような方向で行う。インディアン上はタッピングせず、くぼみの上部の拘縮した筋肉をほぐす目的で行う。

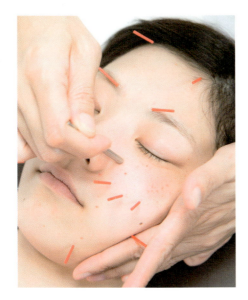
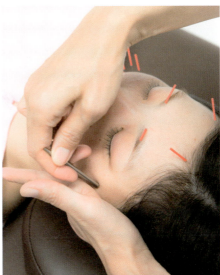
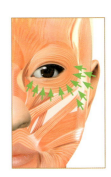

### 眉間・目頭・鼻根

　眉毛が顔の長さの上1/3にくるように前額や眉尻、眉頭を軽く押さえる。その位置を保ちながら下側から表面の筋膜の位置を調えるようにタッピングを行う。

　タッピングの方向は、鼻根は上方へ、目頭は外側へ、眉間は中央から眉毛の上を沿うような方向で行う。

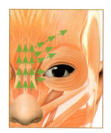
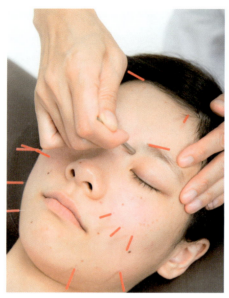
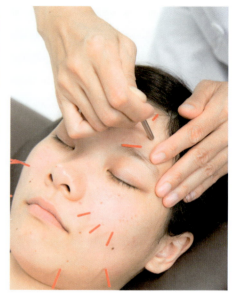

### 前額・頭皮

　眉毛が顔の長さの上1/3にくるように、額や眉尻、眉頭を軽く押さえる。上側から表面の筋膜の位置を調えるようにタッピングを行う。最後に頭皮が前後に動くように把握揉捏を行う。タッピングの方向はシワをたたかないように上から下に向けて行う。

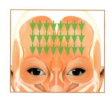
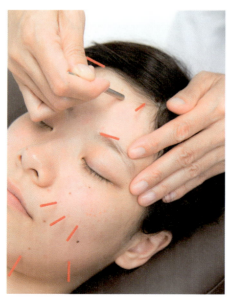
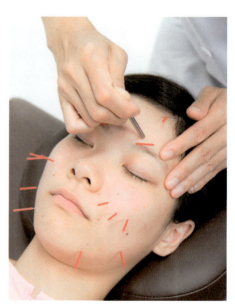

# 5 神経筋促通トレーニング

　SMAS治療後、抜鍼し、神経筋促通トレーニングを行う。これは主運動、代償運動評価(p.47参照)、セルフトレーニング(p.81参照)と対応しているので、主運動MMT 0〜1、代償運動(＋＋)〜(＋)の部位に関しては、鍼治療、SMASマッサージ後に神経筋促通トレーニングを行い、さらにセルフトレーニングをレクチャーすると、予後が良い。指示を口に出して行うことで、聴覚からの反応も受け取ることができる。目を開けられるトレーニングは患者に鏡を持たせて行う。

## 5-1　中・下顔面の神経筋促通トレーニング

### 上唇・口角挙上運動

　上唇・口角挙上運動の神経を伝通することで、インディアンライン、ミットチークグローブのくぼみ、シワ・たるみ、頬シワ・たるみ、痩せコケ、ほうれい線シワ・たるみ、マリオネットラインシワ・たるみの改善効果が期待できる。

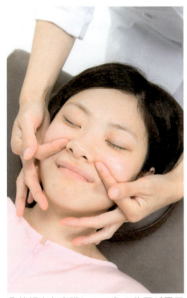 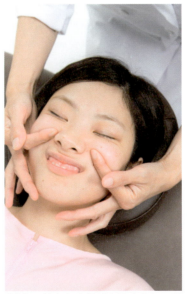 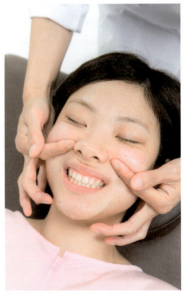

①美顔率を意識して口角の位置が黒目の内側とあごから鼻の下の長さの上1/3に移動するように、人差し指で頬を軽く抑える

②「上の前歯と歯茎が出るように、頬を上げてください」と指示する。神経筋促通トレーニングの口頭入力(言葉で伝える)を応用し、はっきりと患者に動きを耳からも理解してもらう

③その動きと同時に、指を上方向、もしくは上外側に介助運動を行う。上唇を広げる代償運動が生じていないか注意する。代償運動が確認されたら、その場所を指で押さえて行う(代償運動の抑止方法についてはp.49を参照)

### 上唇収縮（寄せ）運動

上唇収縮（寄せ）運動は口周りの縦ジワ・たるみ、口角下がり、ほうれい線の改善効果が期待できる。

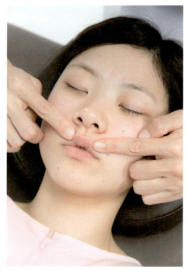 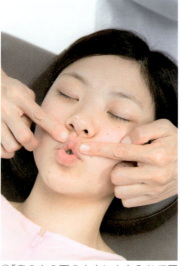 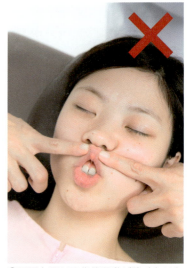

①美顔率を意識して、口角の位置が黒目の内側とあごから鼻の下の長さ上1/3に移動さるように人差し指でほうれい線の内側の上唇を軽く押さえる

②「鼻の穴の下の中央に力を入れて唇をすぼめてください」と指示をする。その動きと同じように指を中央方向に介助運動を行う

③下唇を閉じる代償運動が強くないか注意する。代償運動が確認されたら、その場所を指で押さえて行う（代償運動の抑止方法についてはp.50を参照）。人中溝を強く寄せすぎないこと

### 上唇外反運動

上唇外反運動は、口周り縦ジワ・たるみ、口角下がり、マリオネットラインへの効果が期待できる。

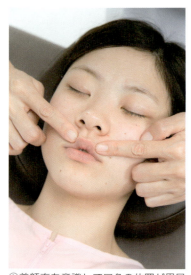 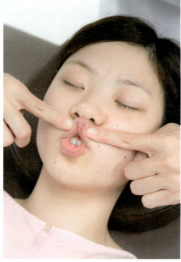 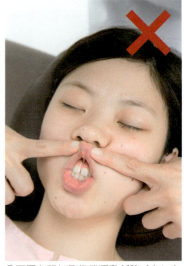

①美顔率を意識して口角の位置が黒目の内側と顎から鼻の下の長さの上1/3に移動するように、人差し指でほうれい線の内側の上唇を軽く押さえる

②「上唇の先を鼻の頭につけるように上げてそりかえしてください」と指示する。その動きと同じように指を中央方向に介助運動を行う

③下唇を閉じる代償運動が強くないか注意する。代償運動が確認されたら、その場所を指で押さえて行う（代償運動の抑止方法についてはp.51を参照）。人中溝ができたままの状態を保つこと

## 5-2　上顔面の神経筋促通トレーニング

### 下眼瞼運動

　下眼瞼運動は眉間シワ、鼻根シワ、目の下部シワ、たるみ、目頭シワへの効果が期待できる

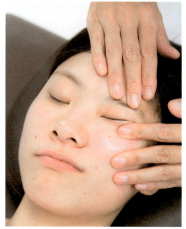
①目尻の位置が小鼻と眉尻の線上に移動するように、インディアンラインを指で持ち上げ、人差し指で目尻の下を軽く押さえる

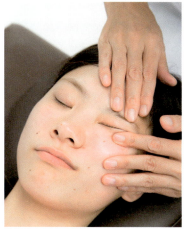
②「目尻側が下瞼を上がるように、目を強く閉じてください」と指示をする。その動きと同時に、目尻の下を押さえている指で上方向に介助運動を行う

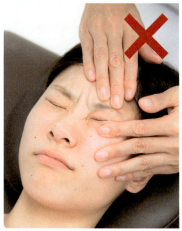
③眉間を寄せる代償運動が生じていないか注意する。代償運動が確認されたら、指で押さえて行う（代償運動の抑止方法については p.52 を参照）

### 上眼瞼運動

　上眼瞼運動は、額シワ・目の上部シワ・たるみ、くぼみへの効果が期待できる。鍉鍼を使って介助運動を行う。

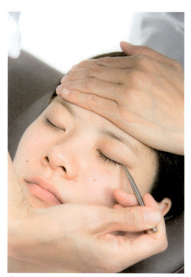
①眉毛の位置が額の生え際からあごの長さ上 1/3 に移動するように手のひらで前額面を軽く押さえる。上眼瞼外側の睫毛が生えているくらいの場所をてい鍼などでそっと触れる

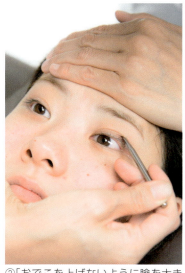
②「おでこを上げないように瞼を大きく見開いてください」と指示する。その動きと同じに鍉鍼を上方に上げ、介助運動を行う。決して眼球を圧迫してはならない。眉毛を上げる代償運動が強くないか注意する

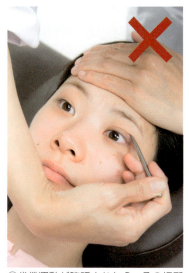
③代償運動が確認されたら、その場所を掌で抑えて行う（代償運動の抑止方法については p.53 を参照）

# 6 マッサージ

神経筋促通トレーニング後、治療前に行った拘縮度評価(p.44 参照)時と、どれくらい拘縮度が軽減したか確認しながら行うとわかりやすい。また、患者にはセルフトレーニングとしてのマッサージ(p.81)も合わせてレクチャーすると予後が良い。

## 6-1 口腔内マッサージ

口腔内をマッサージすることで、口角シワ・口角下がり・インディアンライン(ミッドチークグローブ)くぼみ・頬シワ・たるみ・やせこけ・ほうれい線シワ・たるみ・マリオネットラインシワ・たるみ・フェイスラインたるみに効果がある。口角外側1cmほどにある厚みのある部分(車軸点)をつかみ口角が黄金比率になるように移動する。ラテックス製のグローブを用いて口腔内に示指を入れる。口輪筋、上唇挙筋、大小頬骨筋、口角挙筋、笑筋、頬筋、口角・口唇下制筋、広頚筋、オトガイ筋を揉捏する。拘縮があった場合は、皮膚側の親指は固定し口腔内側の示指を動かすように二指揉捏すると良い。

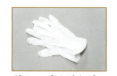

グローブはパウダーフリーのものを使用する。ラテックスアレルギーに注意する

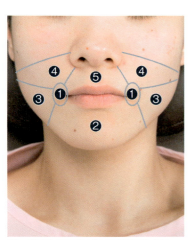

❶〜❺のエリアに分けて評価をする

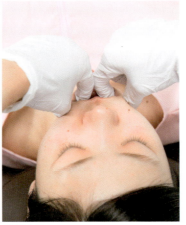

❶車軸点

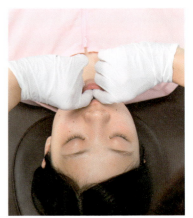

❷下口輪筋・口角・口唇下制筋・広頚筋・オトガイ筋エリア

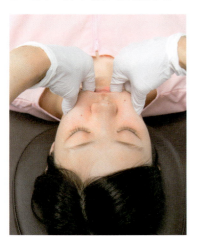

❸笑筋・頬筋エリア

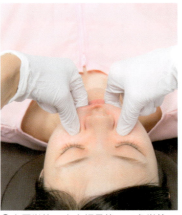

❹上唇挙筋・大小頬骨筋・口角挙筋エリア

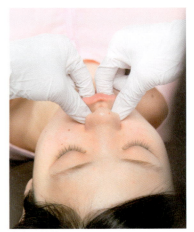

❺上口輪筋エリア

## 6-2 頭皮マッサージ

　頭皮の帽状腱膜と側頭筋膜を把握揉捏する。帽状腱膜と側頭筋膜が拘縮していると、筋膜が上方や上外側に牽引されやすくなり、前頭筋の緊張を生じさせ、額のシワの原因になる。前髪際から後頭部にかけて頭皮が前後によく動くようになるまで行う。痛みを訴える場合は揉捏せず、把握して押圧するだけでも良い。

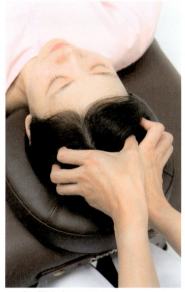

両手で頭皮をつかんで押圧しながら、前後に揉捏する

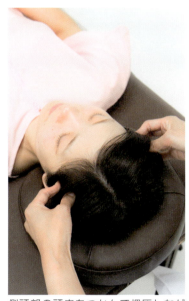

側頭部の頭皮をつかんで押圧しながら、前後に揉捏する

# 7 姿勢改善

猫背などの悪姿勢はフェイスラインの皮膚を牽引し、若くてもシワ・たるみを発症する原因となる。単刺、ストレッチ、マッサージを施し、胸鎖乳突筋・頭板状筋・頚板状筋・肩甲挙筋・僧帽筋・大胸筋などを緩めることで、あご・くびのたるみ・フェイスラインのたるみの改善に効果がある。

## 7-1 後頚部・側頚部の単刺

患者に仰臥位で頭部を横に回旋した姿勢をとってもらい、後頚部・側頚部の緊張した筋腹に単刺をおこなう。回旋したときに出っ張って見えるところが、後頚部の緊張した筋腹である。もう片方の側頚部も同様に行い頭部の位置をもとに戻す。前頚部は頚動脈があるため刺鍼しない。

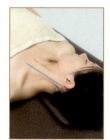

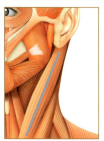

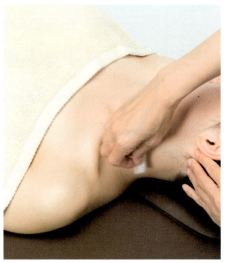

後頚部付近にアルコール消毒を行う

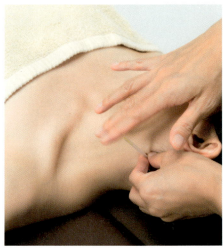

乳様突起付近の胸鎖乳突筋・頭板状筋の緊張部に10mm程度、単刺する

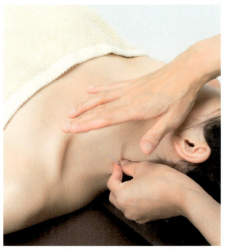

側頚部の頚板状筋・肩甲挙筋の緊張部に10mm程度、単刺する

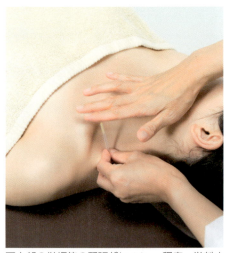

肩上部の僧帽筋の緊張部に10mm程度、単刺する

## 7-2　大胸筋の把握揉捏

　猫背の原因となる肩関節の内旋を改善するため、手関節と肘関節が基本的肢位になるように戻し、大胸筋を把握揉捏する。くすぐったい場合は無理に行わず、鎖骨の下の大胸筋の緊張を四指揉捏する。男性の治療者は同意を得てから行ったほうがよい。

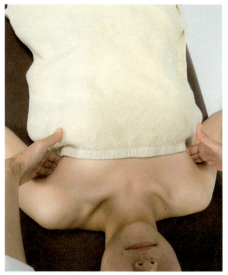
患者の腋窩に手を差し入れる

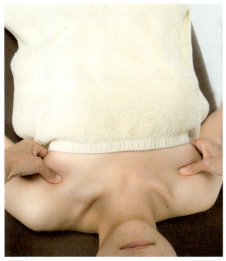
大胸筋をつかみ、把握揉捏をする。男性治療者は同意を得てから行ったほうがよい

## 7-3　肩甲骨の位置改善

　猫背姿勢の場合、肩甲骨が挙上、外転している場合が多い。位置を改善することで、肩甲骨周囲の筋緊張が改善し、良い姿勢が楽にとれるようになる。

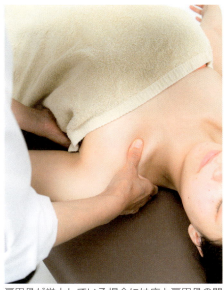
肩甲骨が挙上している場合には床と肩甲骨の間に手を入れて、肩甲骨上角が胸椎の3番目の位置くらいになるように移動させる（挙上していない場合は行わない）

### 7-4　胸鎖乳突筋への単刺

　頭部を前に戻し顎を引く。胸鎖乳突筋の緊張を確認して、まだ緊張している場合にはつまみ押手で単刺をするか二指揉捏を行う。頚動脈付近になるので、深刺したり、圧迫して揉捏しないように気を付けること。

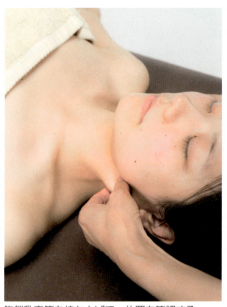

胸鎖乳突筋を持ち上げて、位置を確認する

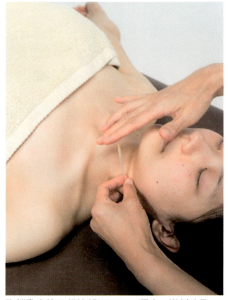

胸鎖乳突筋の起始部に10mm程度、単刺する

### 7-5　後頚部のストレッチ

　顎を引くように後頚部をストレッチする。7-1の過程で後頚部の緊張が取れていないようなら、再び単刺や揉捏を行う。

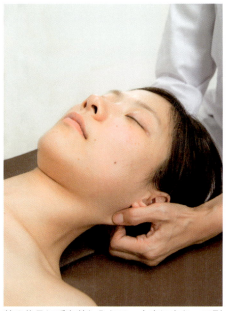

首の後ろに手を差し入れて、上方に向かって引きのばす

## ＋α治療

◆仕上げのSMASマッサージ

評価、鍼治療、SMASマッサージ、神経筋促通トレーニング、マッサージ、姿勢改善まで完了したら、最後に再び簡単にSMASを美顔率に整えて終了する。手掌、四指でフェイスライン、頬を圧迫する。

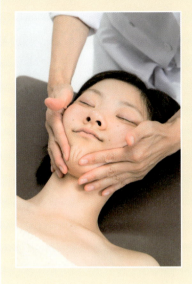
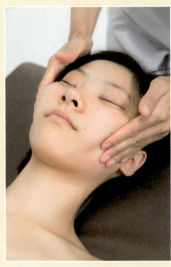
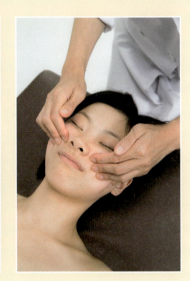

# 8 肌の色調に対する治療

シワ・たるみ以外の愁訴に関しても鍼治療で改善するものもある。ここでは、顔色・くすみ、くま、シミ、肌荒れに関しての治療法と生活指導を紹介する。スキンケアアドバイス(p.92 参照)と合わせて患者に治療、指導するのがよい。

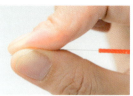
接触鍼は先端が少しだけ出るように鍼を持つ

顔面の肌に対して散鍼を行う場合は、チクチクとした感覚があるか患者に確認し、不快な痛みにならないようにする。接触鍼なので、皮膚に刺さないように気を付ける。

## 8-1 顔色・くすみ

### 症状・原因

くすみは、顔全体や目の周りや頬など黄味がかったり、肌のつやや透明感の減少、顔色が暗く見えるなどの訴えがふくまれる。原因としては、血行不良による赤みの減少、びまん的なメラニンの沈着、皮膚の弾力などが低下することに伴って生じる皮膚表面の乱反射によるつやの低下、加齢に伴う皮膚の黄色化がある。散鍼で血行を改善することにより皮膚の新陳代謝や皮脂の分泌によるバリア機能の高まりで、肌の色調、つやが改善する。顔全体の顔色を改善する場合には効果的に血管拡張効果を得るため、三叉神経の出口である下顎神経オトガイ孔付近、眼窩下神経孔付近、上眼神経孔付近に置鍼するとよい。

### 治療法

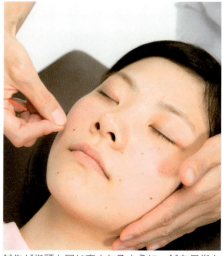
鍼先が指頭と同じ高さなるように、鍼を母指と示指でつかむ。くすみのある場所を軽く発赤するまで散鍼する。発赤が引いた後、もう一度同じように散鍼して終了する

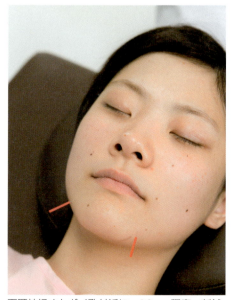
下顎神経オトガイ孔付近に、10mm 程度、刺鍼

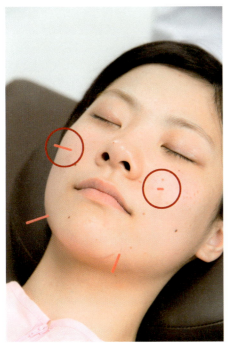
つづいて眼窩下神経孔付近に10mm程度刺鍼

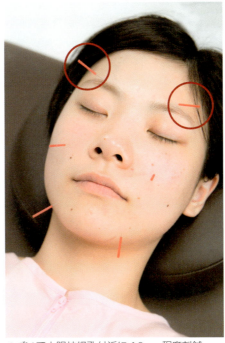
つづいて上眼神経孔付近に10mm程度刺鍼

【使用鍼】
散鍼、置鍼ともに0.16mm（1番）×15mm

### 生活指導

こすらない。過度な洗顔を避ける。合成界面活性剤・防腐剤使用の化粧品・洗顔料などを避ける。

## 8-2 シミ（シミと呼ばれる良性後天性色素沈着・増加症）

### 症状

一般的にシミと呼ばれているものにはさまざまな色素異常症が含まれている。アレルギーや膠原病、悪性腫瘍で生じるものもあり注意が必要である。自己判断せず皮膚科の診断を確認してから治療することを勧める。

筆者の経験から、褐色を呈し、境界が不明瞭なものは治療効果が期待できるが、すべて消える場合は少なく、薄くなる程度であるので患者への説明が大切である。朱雀斑（そばかす）や扁平母斑は扁平かつ褐色であるが、子供のころからあるものは薄くなりづらい。また、黒色、紫褐色、青色を呈するもの、立体的であるものは治療効果が低い。最初から頬の上などの日光のあたりやすいところは避けて、顔の側面の部位で小範囲から治療することを勧める。

### 治療法

散鍼：くすみと同じ要領で、シミのある部分に対して行う。

## 8-3 クマ

### 症状

　クマとは上下眼瞼あるいはその一部が黒味がかっている状態である。原因としては、メラニン量の増加と皮膚表面血流の遅滞があることによって皮膚が黒みがかって見えるためである。鍼治療は血行改善と肌の新陳代謝を促すことを目的に行うが、眼瞼周辺は顔の中で皮膚の厚さが一番薄いところであるので、内出血が生じないないように散鍼のみとする。また、眼輪筋下部の運動不足による筋ポンプ作用の減少を防ぐためのトレーニングを指示する。

### 治療法

　くすみと同じ方法で散鍼。下眼瞼運動の神経筋促通トレーニングで下眼瞼運動の改善を図る。

### 生活指導

　睡眠を十分とる。合成界面活性剤・防腐剤使用のアイクリームを避ける。油分は角層のターンオーバーを遅らせるため塗らない。こすらない。

## 8-4 肌荒れ（乾燥肌・ニキビ）

### 症状・原因

　乾燥肌とは角層のバリア機能に異常が起き角質水分量が少なく肌荒れがみられる状態をいう。ニキビは主として思春期後期より成人期にかけておきる毛包脂腺系慢性炎症性疾患である。

　肌荒れが生じる原因もアレルギーやアトピー性皮膚炎、性ホルモンの異常など様々な疾患があり、注意が必要である。顔全体に及ぶものや炎症が重度なものは自己判断せず、皮膚科の診断を確認してから治療することを勧める。また、炎症急性期の治療は避け、特に目や鼻の周りに生じる面疔（めんちょう）は髄膜炎や脳炎などを併発する可能性もあるので、十分な注意が必要である。鍼治療で血行を改善することで皮膚の新陳代謝や皮脂の分泌によるバリア機能の高まり、皮膚の水分保持機能や炎症が改善することを目的とする。

### 治療法

　くすみと同じであるが、開放創や膿疱には散鍼せず、その周囲のみ行う。

### 生活指導

　くすみと同じ。

# 3章　患者への説明・指導

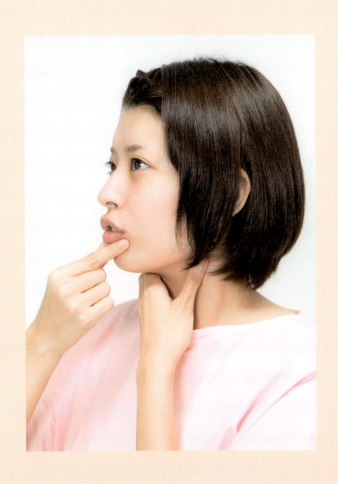

# 1 患者へのインフォームド・コンセント

　美顔鍼治療では、患者自身が主体となって、できる範囲で加齢に打ち勝っていく姿勢をとってもらえるようにすることが大切である。美容整形に比べると副作用が少なく、安価で手軽であるので、患者には治療の目的、内容、副作用、予後等を説明して、患者の同意を得ることが治療者への大きな信頼につながる。

### ◆治療目的の確認

　美顔鍼治療を希望する患者の多くは、加齢に伴う自分の容姿の変化を受け入れられず、何かしらの手だてを求めて来院するケースが多い。治療者は患者に年齢による老化現象は自然なことであるとして素直に受け止めてもらいながら、訴えが改善することによって内面から若返るようなライフスタイルを組み立てる手助けをする必要がある。

　シワやたるみがなくなれば、実年齢が50代でも20代の頃の顔に戻せるのではないか、といった過度の期待をもっている患者や、20代で美顔鍼を希望する患者は、治療者が気にならないような局所的なシワやたるみを過剰に気にしている患者もいる。そういった患者には、局所的ではなく客観的に自分の外見を判断できるようになる指導が必要なため、親近対人距離を目安にして「鏡から50cm離れた場所からはわかりにくくなるシワ・たるみ・シミ・クマは気にしないように」と伝えると良い。魅力的な顔の比率や加齢にともなう顔の変化を説明し、美の概念や老化について正しく認識してもらうことが大切だ。また、本著での治療は自らの若い頃の顔に近づくことを目的としているので、美容整形のように憧れの顔になれるようなものではないという説明も必要である。

　美容皮膚科の治療との比較をされる場合もあるので、美容皮膚科での治療方法や費用を確認して説明できるとよい。患者に過大な期待を持たせることなく、正直に説明をしてインフォームド・コンセントをしっかり確認することが重要である。

### ◆副作用、予後の説明

　シワやたるみの部位や程度によって治療直後の効果は変化するので、治療前に必ず予後や経過の予測を説明する必要がある。同時に疼痛や内出血のような副作用についても説明をし、同意書や説明を記録する。右の表1～3にあるように、有害事象や副作用に関しては標準的な鍼治療では深刻な有害事象が発生することは稀であり、頻繁に遭遇する副作用のほとんどが一過性で軽傷のものである。

　以上のようなことを説明しても理解力や想像力に乏しく、説明が堂々巡りしてしまうような患者や、些細なことが気になり、一度気になりだすと病的にそのことしか考えられなくなる性質の患者に対しては無理に治療しないほうがよい。トラブルを避けるためにも必ず同意書(p.78参照)や治療の記録をとることが重要である。

表 3-1　日本とイギリスで行われた前向き調査によって記録された特記すべき有害事象（主なもの）

| 分類 | 日本式鍼灸（日本）[1]<br>（治療総数約 55,000 回） | 現代医学系鍼灸（英国）[2]<br>（治療総数約 32,000 回） | 中医学系鍼灸（英国）[3]<br>（治療総数約 34,000 回） |
|---|---|---|---|
| 自律神経系の過剰反応 | めまい、気分不良（嘔気・嘔吐）、異常発汗（13） | 失神、気分不良（6）嘔気、嘔吐（3） | 嘔気・嘔吐、めまい・気分不良・失神、異常発汗（12） |
| 精神・感情の過剰反応 | ― | 不安、パニック（2）けいれん（3分間意識消失）（1） | 激昂・パニック、不安、うつ（4） |
| アレルギー（接触皮膚炎） | 刺鍼部掻痒・発赤（3） | 刺鍼部アレルギー（2） | ― |
| 過誤（因果関係が不明な例を含む） | 鍼の抜き忘れ（16）熱傷（鍼と同時に行われた温熱療法や温灸などによる）（7） | 抜き忘れ・鍼紛失（5）灸施術後の水疱（1）蜂窩織炎（下腿浮腫部）（1） | 鍼の抜き忘れ（2）灸による熱傷（1）血尿（1） |

※ 括弧内の数字は報告された件数を示す

表 3-2　しばしば遭遇する鍼の全身性の副作用（または副反応）[4]

| 症状 | 発生患者率※<br>（発症患者数／鍼受療患者数） | 備考 |
|---|---|---|
| 疲労感・倦怠感 | 8.2%（32/391） | 初回施術時に最も多い |
| 眠気 | 2.8%（11/391） | 初回施術時に最も多い |
| 主訴の悪化 | 2.8%（11/391） | 坐骨神経痛、頚肩痛、腰痛、耳鳴など |
| 刺鍼部掻痒感 | 1.0%（4/391） | |
| めまい・ふらつき | 0.8%（3/391） | |
| 気分不良・嘔気 | 0.8%（3/391） | 立位または座位での刺鍼で起こりやすい |
| 頭痛 | 0.5%（2/391） | |

※ 100人の違う患者が受療した場合に何人に起こるかの目安

表 3-3　しばしば遭遇する鍼の局所性の副作用（または副反応）[4] [5]

| 局所症状 | 発生刺鍼率※<br>（発症刺鍼数／総刺鍼数） | 備考 |
|---|---|---|
| 微量の出血 | 2.6%（781/30,338） | 全出血例の86％が1滴未満、2滴以上が1％。全例が5分以内に止血 |
| 刺鍼時痛 | 0.7%（219/30,338） | 81％は抜鍼後すぐに消失、7％はしばらく残存 |
| 皮下出血 | 0.3%（100/30,338） | 68％は直径20mm未満、8％は20〜30mm |
| 施術後の刺鍼部痛 | 0.1%（38/30,338） | |
| 皮下血腫 | 0.1%（31/30,338） | 74％は直径10mm未満で無痛、13％は10〜20mm、有痛は血腫全体の6％ |

※ 100回刺鍼した場合に何回起こるかの目安

表 3-1〜3（社）全日本鍼灸学会研究部安全性委員会　著. 臨床で知っておきたい鍼灸安全の知識. 医道の日本社, 2009. p.19 より転載。1) Yamashita H, et al. JAMA 1998;280:1563-4. 2) White A, et al BMJ 2001;323:485-6. 3) MacPherson H, et al. BMJ 2001;323:486-7　4) Yamashita H, et al J Altern Complement Med 2000;6:345-50. 5) Yamashita H, et al. Clin Acupunct Orient Med 2001;2:132-7.

## 2 美顔鍼同意書の提示

　美顔鍼の治療において治療前の説明はきわめて重要である。治療の目的と期待される効果、内出血や疼痛、アレルギーなどの有害事象、考えられるリスクについては必ず説明して、その内容を文書やカルテに残しておく必要がある。ここに同意書の例を紹介するので参考にしていただきたい。

---

### 美顔鍼同意書（例）

　美顔鍼治療は直径0.12～0.18mm程度の極めて細いステンレス製の鍼を使い、血行を促進させる作用などで筋肉の拘縮や皮膚血流を改善させることによって、シワ・たるみ・顔色・くすみ・シミ・クマ・肌荒れなどを改善させることを目的とした治療です。

　鍼治療では鍼が皮膚、毛細血管、筋肉などの組織に刺入されるため、皮下出血やごくわずかの出血を伴う可能性がありますが、施術の過誤によるものではございません。出血に伴いまれに内出血が生じる場合がありますが、目だたなくなるまで数日～数週間程度かかる場合がございますのでご了承ください。

　また、刺入する際にチクッとした痛みを感じる場合があります。部位によっては痛みが増すこともありますので、その場合はお気軽にお申し出ください。金属や薬剤等のアレルギーがある場合もお申し出ください。

　美顔鍼の効果や効果の持続期間には個人差があり、それほど改善が実感されない場合もありますのでご了承ください。

　以上のことをご理解いただき、施術を受けられる旨ご承諾くださいますようお願い致します。

年　　　月　　　日

説明担当者氏名

　上記の件に関して十分な説明を受け、理解致しましたので、施術を受けることを承諾しました。

年　　　月　　　日

患者様氏名

# 3 予後

　p.76で述べた通り、治療前に患者の訴えるシワやたるみが最終的にどのくらい良くなるか説明を行っておくと治療者への信頼感も増し、トラブルも少なくなる。また、訴えが改善しても際限なく若返ることは不可能であり、「10歳若く見られる」や「美しく歳を重ねる」などの目標を掲げて、加齢をストレスに感じないようにするように治療者が導くことも必要である。ここでは、治療者が知っておくべき愁訴別の治療経過と患者への説明のポイントを紹介する。

## 3-1　シワ・たるみ

　顔のシワ・たるみはそれぞれ、形成された原因や、シワの深さなどの程度によって予後が変化する。

　筋肉の拘縮が原因のシワでも、皮膚を引っ張ってみて消える場合は鍼治療によって拘縮が改善すると消える場合が多い。しかし、皮膚を引っ張っても消えない大ジワは真皮まで達しているので、鍼治療によって薄くはなるが完全に消えることは少ない。患者にはあらかじめ「筋肉の拘縮がなくなるとシワの立体感がなくなるので目立たなくなる」と説明しておくと良い。

　また、シワが消えてもたるみが残ると影ができて、シワと認識されることが多い。たるみ上部にある筋肉の筋力低下のため、脂肪が下垂している場合があるのでセルフトレーニング（p.81参照）をとりいれると予後が良い。たるみがある場所の皮膚は牽引され伸びてしまった状態であり、たるみが改善するまで年齢によって差があるが半年〜2、3年かかる可能性があることを事前に告げておく必要がある。

　筋力が弱くて重力に抗して動けず、筋肉が委縮して薄くなったことが原因で生じているシワも患者にセルフトレーニングを行ってもらい、筋肉が肥大することで改善することを説明する。神経が促通して筋肉が重力に抗して動くようになるまでの目安は、30歳で2ヵ月、40歳で4ヵ月、50歳で6ヵ月、それ以上は1年以上であり、加齢によって期間が長くなることを承知してもらう。

　上記の通り、たるみは全般的に抗重力筋の代償運動、猫背姿勢、顔グセが改善して皮膚が牽引されなくなった状態から、肌理が戻って定着するまである程度時間がかかることを患者に説明する必要がある。

　特に目の下のたるみは眼輪筋眼窩部下部の筋力低下により筋肉や皮膚が薄くなって眼窩下の脂肪の圧力を抑えきれず突出するため、下眼瞼のトレーニングが必須となる。神経が促通し、筋肉の短収縮、不完全強縮を経て強縮するまで続ける。目の下の脂肪の圧力を抑えられるまで、筋肉が肥大するには筋肉を自ら強縮できるようになってから数年必要な場合もあり、根気よく続ける必要があることを告げる。しかし、生まれつきや幼い頃から目の下に脂肪の突出のあった場合は完全に治癒することは難しい。いつごろから目の下たるみができたか聴取する必

要があり、たるみが生じたのが最近であるほど治癒しやすい(表3-4)。また、結膜炎があるとむくみが生じて治りにくい。

表 3-4　部位別のシワ・たるみの改善要因

| 改善要因 | シワ・たるみの場所 |
| --- | --- |
| 筋拘縮の改善でシワ・たるみが減少する | 額（前頭筋）・眉間（皺眉筋）・鼻根（鼻根筋）・目尻（眼輪筋）・目頭（眼輪筋・皺眉筋） |
| 筋拘縮改善＋筋力改善でシワ・たるみが減少する | 頬・ほうれい線・インディアンライン（拘縮：笑筋・頬筋／筋力低下：上唇挙筋群・眼輪筋眼窩部下部）・マリオネットライン・口角（拘縮：頬筋・口角下制筋／筋力低下：上唇挙筋群・眼輪筋眼窩部下部）・目の上部（拘縮：前頭筋／筋力低下：上眼瞼挙筋） |
| 筋肥大することでシワ・たるみが減少する | 口周り縦ジワ（口輪筋）・目の下部（眼輪筋眼窩部下部）・首（広頚筋） |

### 3-2　顔色・くすみ、シミ、クマ、肌荒れ

　顔色やくすみは治療後すぐに効果を確認しやすい。愁訴がなかなか改善しない場合はライフスタイルを見直すように指導する。過度な洗顔や合成界面活性剤・防腐剤を使用している化粧品や洗顔料の使用を避け、睡眠不足など生活環境や体調を整えると予後がよい。

　クマは、青い静脈血が透けて見えるような青クマの場合は治療後すぐに改善が確認できるが、色素沈着している茶色いクマの場合は薄くなるのに時間がかかる。皮膚のターンオーバーは通常1ヵ月ほどであるが、皮膚の状態によっては2、3年かかることもあることを説明する。また、アイクリームやオイルはターンオーバーを遅らせるので、使用しているかどうか聴取する必要がある。眼輪筋下部の運動不足による筋ポンプ作用の減少を防ぐためのトレーニングを続けてもらうようにすると予後がよい。

　シミは、治療をすすめていくと島のように切れ切れになって分散して小さく薄くなっていくことが多いが、完全にすべて消えることは難しい。皮膚のターンオーバーによって改善するので治療期間に2、3年かかることを説明する。肌荒れも部分的に切れて島のようになって改善していくので、治療途中はまだらになることが多い。事前に患者にまだらのようになってから徐々に改善することを告げておくことで患者を不安な気持ちにさせない配慮が必要である。シミや肌荒れはアレルギーやアトピー性皮膚炎、性ホルモンの異常、悪性腫瘍の場合もあるので、治療効果が上がらない場合は医師の診断を受けてもらうようにする。アレルギー性の場合は緩解・増悪を繰り返すことが多いので増悪させる原因を避けるよう、特に生活についての聴取を念入りに行う。

# 4 セルフトレーニング

　患者本人が満足するまで愁訴を改善するには、治療院での美顔鍼、SMAS治療マッサージ、神経筋促通トレーニングとあわせて日常生活における顔グセの予防、自宅でのセルフトレーニングなど患者自身の努力が不可欠である。
　症状に合わせて行った神経筋促通トレーニング(p.63参照)を自宅で行う感覚で、必ず鏡を見ながら美顔率に合わせて行うことを伝える。
　治療中、神経筋促通トレーニングを行いながら患者が自宅で行えるようにセルフトレーニングを指導しても良い。毎日続けること、また、無理をしすぎて逆に皮膚が伸びてしまわないよう細やかな指導が必要である。
　また、シワをほぐす口腔内、目の周り、額のマッサージのメニューの後にトレーニングをすることで、筋肉の拘縮を改善し、運動しやすい状態にすることができる。患者本人が成果を感じることで、治療者への信頼が増し、再来院にも繋がる。

## 4-1　口マッサージ

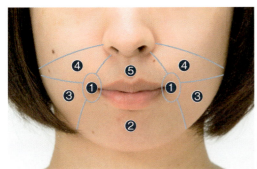

5つのゾーンに分けて順に揉捏するよう解説すると伝わりやすい。それぞれのゾーンは約10秒ずつ揉捏する

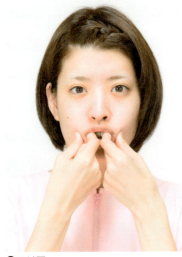

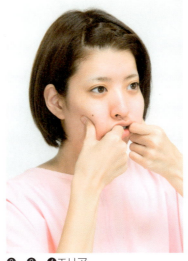

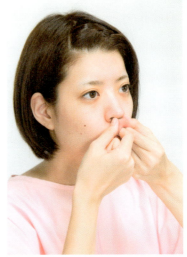

❶エリア
示指を口の中に入れて、車軸点(口角約1cm外側の厚みのある部分)をつまんで、口角を美顔率(p.37)に整え指揉捏する

❷、❸、❹エリア
口唇・口角下制筋群、頬筋・上唇挙筋群を二指揉捏する。硬さや痛みに左右差ができないように注意する

❺エリア
ほうれい線を避け、口輪筋上部を二指揉捏する

## 4-2　眼輪筋周辺マッサージ

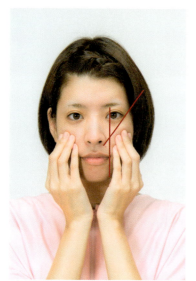
①頬に手を当てて、目じりの端を上げて顔の比率を美顔率に合わせながら、頬骨を指圧する

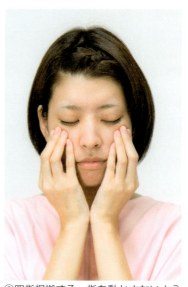
②四指捏撚する。指を動かさないように小さく4回頷いて、頬に圧をかける

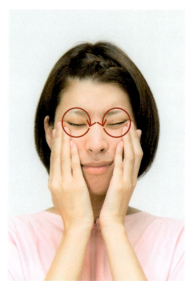
③目尻、こめかみ、目頭、眉の上と、手を当てる位置を眼輪筋眼窩部に沿って移動させて、それぞれ小さく4回頷き捏撚する

## 4-3　額マッサージ

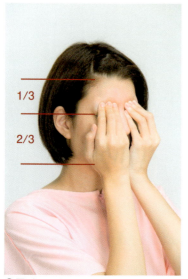
①眉毛に手を当て、顔の比率を美顔率に合わせながら、眉を指圧する。そのまま4回頷き捏撚する

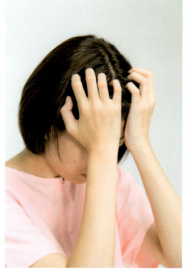
②前の動作を前頭筋—帽状腱膜—後頭筋まで、指をずらしながら行う

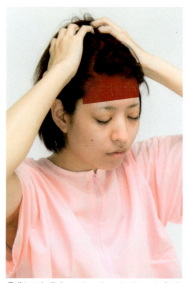
③指で皮膚をこすったりしないよう注意しながら、頭皮までしっかり揉捏する

## 4-4　上唇口角挙上運動

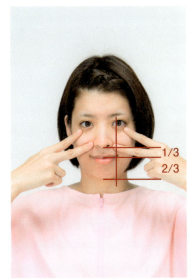 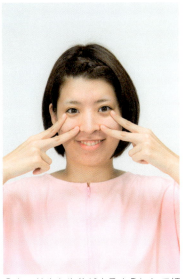 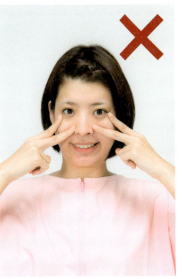

①鏡を見ながら口角の位置を黒目の内側と合わせ、顎から鼻の下の長さの1/3に移動するように中指で頬を軽く上げる。目尻にシワができないように示指で押さえる

②上の前歯と歯茎が出るようにして頬を上げる。その動きと同時に指を上方向にあげる。慣れてきたら指を外して、頬の力だけで左右対称に動かす（3秒×10回を1セット）

NG　下唇を広げた笑い方にならないよう注意する

## 4-5　上唇収縮（寄せ）運動

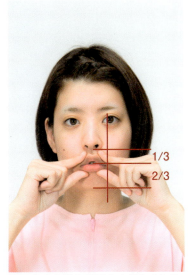 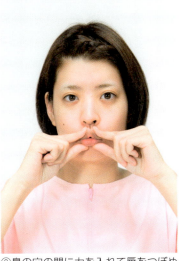 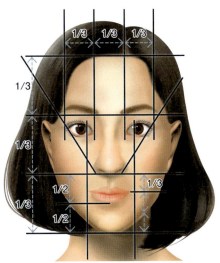

①口角の位置を黒目の内側と合わせ、顎から鼻の下の長さの1/3に移動するように人差し指でほうれい線の内側の上唇を軽く押さえる

②鼻の穴の間に力を入れて唇をつぼめる。その動きと同時に、指で中央方向にアシストする。下唇を閉じる代償運動が確認されたら、その場所を指で押さえて行う。慣れてきたら指を外して、唇の力だけで動いているか確認する（3秒×5回を1セット）

美顔率

## 4-6　上唇外反運動

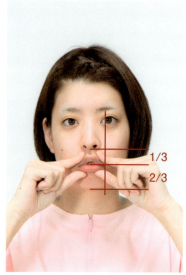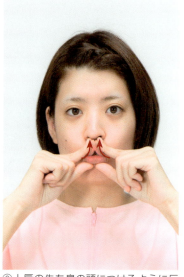

①口角の位置を黒目の内側と合わせ、顎から鼻の下の長さの1/3に移動するように人差し指でほうれい線の内側の上唇を軽く押さえる

②上唇の先を鼻の頭につけるように反りかえす。その動きと同時に指で中央方向にアシストする。下唇を閉じる代償運動が強くないか注意する。慣れてきたら指を外して、唇の力だけで反らせているか確認する（3秒×5回を1セット）

## 4-7　下眼瞼運動

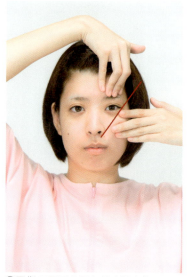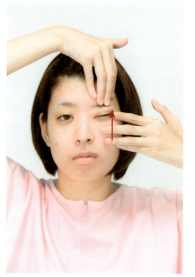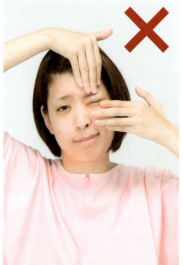

①示指で目尻の下を軽く押さえ、目尻の位置を小鼻と眉毛の線上に移動させ、左の中・薬指でインディアンラインの末端が水平になるように頬を持ち上げる

②目尻側に力を入れて下瞼を上げるように目を閉じる。その動きと同時に、目じりの下を押さえている指で上方向にアシストする。慣れてきたら指を外して、瞼の力だけで目を閉じているか確認する（3秒×5回を1セット）

NG　皺眉筋、眼輪筋上部を使って目を閉じていないか注意する。もし眉間が寄ってしまう場合は、眉を手で押さえて行う

## 4-8　上眼瞼運動

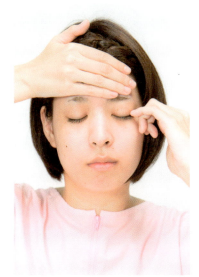
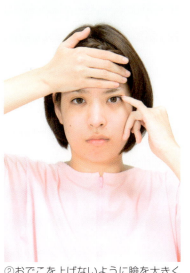
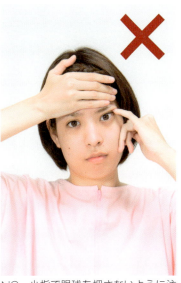

①眉毛の位置が額の生え際から顎の長さの1/3に移動するように手のひらで前額面を軽く押さえる。上眼瞼外側の睫毛が生えているくらいの場所を左の小指でそっと触れる

②おでこを上げないように瞼を大きく見開く。その動きと同時に、左の小指で目尻を上方向にアシストする。慣れてきたら指を外して、瞼の力だけで動かせているかを確認する（3秒×5回を1セット）

NG　小指で眼球を押さないように注意する

## 4-9　前頸部運動

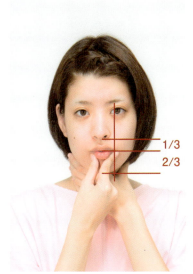
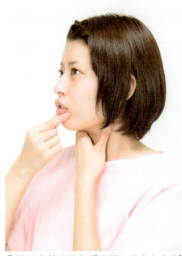
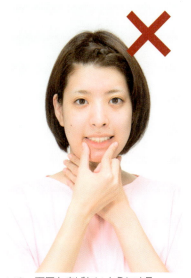

①右手を首の前側に軽く密着させ、もう左手の人差し指と親指を口角の下に置き、美顔率に合わせて手で押さえる

②首に密着させた手でアシストしながら、肩を上げずに首だけ上に縮めるように、首の前側を動かす。口角が下がらないように左手で抑える。3秒×5回1セット。慣れてきたら右手を外して首の筋肉だけで動かす。3秒×5回1セット

NG　下唇を広げないようにする

# 5 予防法

　患者本人が日常生活において顔の筋肉をバランス良く使えるように意識することが肝心である。重力に逆らわず、楽に動かせる筋肉を偏って使う顔の癖を防止し、シワ・たるみを作らないような表情の指導を治療の前後に行う必要がある。

## 5-1　喋り方

　口角の下ばかりを動かしたり、唇を広げすぎた話し方がクセになっている場合は、頬筋、口角下制筋などの働きによって発話をしていると考えられる。この場合、本来使用すべき筋肉である上唇挙筋群が衰え、その周囲の脂肪が重力に牽引される。これがフェイスラインのたるみ、ほうれい線のシワ・たるみの原因となる。したがって、発話の際は上唇挙筋群を使って口角を上げることを意識する必要がある。具体的には「『い』『え』を発話する際に頬をあげ下の歯を見せないで言えるように」と促し、美顔率のラインからはみ出さないように発話するよう指導する。

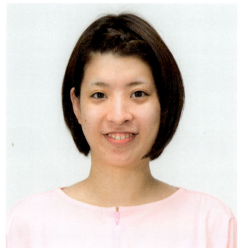 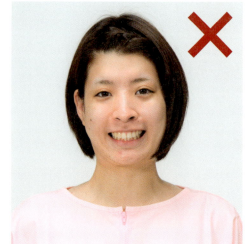

発話するときは下の歯が見えない状態で、頬骨を上に引き上げるイメージで発話する

## 5-2 笑い方

5-1の喋り方のクセと同様に、重力に従する筋に頼りすぎて笑う「横引き笑い」のクセがあると、ほうれい線のシワ・たるみ、フェイスラインのたるみ、マリオネットラインの原因となる。笑顔になるときも、上唇挙筋群を使って口角を上げることを意識する必要がある。患者には「黄金比率を意識して頬を上げ、下の歯を見せないで、前歯の下側が下唇にそっと触れるように笑う」と指導する。

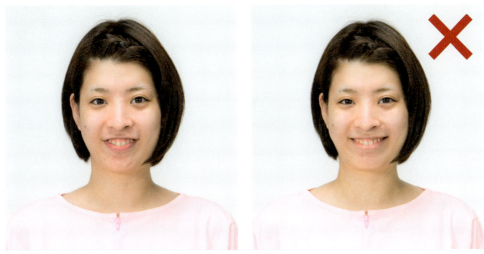

唇を横に引く笑い方ではなく、頬を引き上げるイメージで笑う

## 5-3 唇のクセ

唇の先をすぼめたり、鼻の下をのばして唇を巻き込むクセがある患者は、5-1、5-2の顔グセも並行して改善しなくてはならない場合が多い。これらのクセを中止させ、さらに上唇挙筋と口輪筋上部を使うトレーニング（p.64参照）を合わせてレクチャーすることで、ほうれい線のシワ・たるみ、マリオネットライン、インディアンライン、顎の凹凸も防止できる。

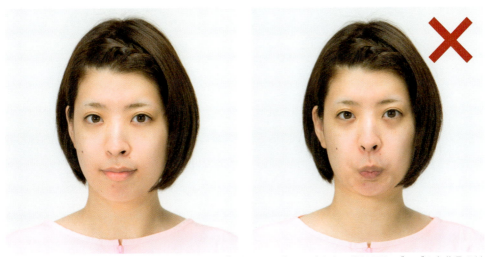

日常生活で、唇や口角に力を入れない。唇をすぼめたり、口をへの字にして顎の下にゴツゴツを作るのはNG

## 5-4　目の開け方

　瞼を開ける際に眉も一緒にあがるクセは、上眼瞼挙筋の代償運動として前頭筋を使っていることに起因している。この動きが、上下瞼のシワ・たるみ・くぼみ、鼻根のシワ、目頭のシワ、目じりのシワの原因になる。上眼瞼挙筋力の代償運動が(＋)、または(＋＋)の場合は指導、トレーニングのレクチャーが必要である。

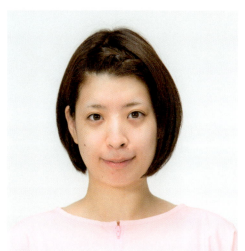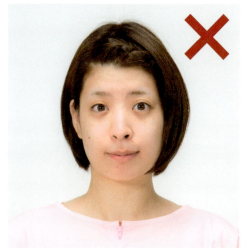

眼を開けるときは、眉毛を上げずに上眼瞼挙筋のみを使って目を開ける

## 5-5　目の閉じ方

　瞼を閉じる際に、必要以上に強く閉じるクセがある患者は、動作を行う際に日常的に皺眉筋を使う顔グセがある。眼輪筋下部にあたる箇所の皮膚は顔面の皮膚の中で一番薄く、シワやたるみになりやすい。眼輪筋下部も開眼に使えれば代償運動が減らせ、眉間、鼻根、目頭のシワが改善する。

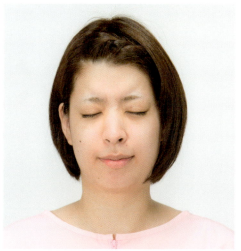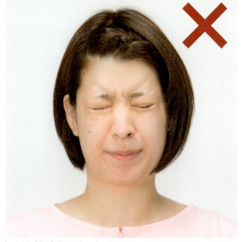

ギュッと目を閉じるクセはシワの痕が残る。目を閉じたとき顔が歪まず、軽く瞼だけを閉じている状態を心がける

## 5-6　物の見方

　パソコン作業が続いたり、文字を読むときに、無意識に眉間にシワを寄せるクセがでる。これは目をこらして何かを見るときに、眼輪筋下部に焦点をあわせるように見る代わり、皺眉筋が代償運動しているからである。眼輪筋下部を使って自然に焦点をあわせるように見ることで、眉間、目頭、鼻根のシワ・タルミが改善する。

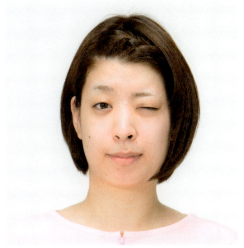

目を開閉するときなど下瞼の筋肉である眼輪筋下部を日常無意識に使えると、眉間の筋肉の代償運動はなくなる

## 5-7　姿勢

　顎を出した猫背の状態で過ごしていると、頚の前の皮膚が伸ばされて首のたるみの原因となる。また、後頭部、後・側頚部の筋肉が緊張してさらなる姿勢悪化につながる。これがフェイスラインのたるみ、ブルドックたるみなどの原因となるので指導する必要がある。

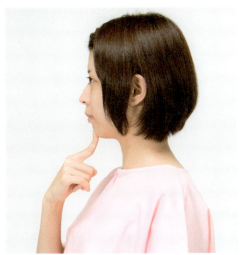

日頃から顎が上がっていないか、顎を指で押して後ろ側に引いて姿勢を正す意識をする

## 5-8　食べ方

　食べ物を食べるときに下歯の頬袋の部分に食物を入れて食べていると口がへの字になり、口角付近のシワの原因になる。咀嚼、嚥下の際に舌を上手に使うことで、下唇下制筋、口角下制筋、口輪筋、オトガイ筋も正常に働き、口角周りのシワが改善する。患者には「頬袋に食べ物を入れてから咬むのではなく、上顎と舌で食べ物を押さえながら、左右の歯で咬むように」と指導する。

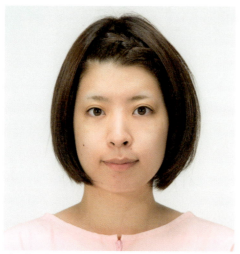 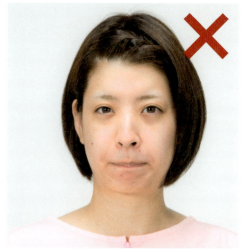

舌の位置をなるべく上げて食べ、飲み込むときは唇に力を入れシワを深くしないように注意する

## 5-9　飲み方

　飲料を飲むときに、舌を下げて受け口で飲んだり口先をつぼめてすするように飲むクセができていると、マリオネットラインや唇の縦ジワの原因となる。口唇を脱力させ舌の力で嚥下できるようになるのが理想である。患者には「上下の唇で均等にコップをはさんで飲み物を舌の上に吸って通すように飲むこと」と指導する。

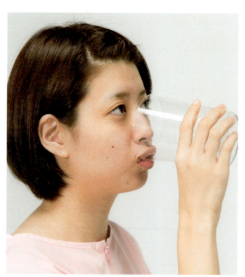 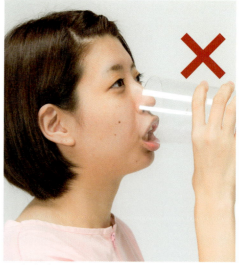

飲み物はコップを傾けて舌の上を通して喉に送り込む。顎を上げて受け口で飲まないようにする

## 5-10 舌のポジション

　舌は表情筋のインナーマッスルである。舌の位置は、舌先が前歯の根元の歯茎につき、舌中央が上口蓋に張り付いた状態を維持することが理想である。舌筋を正しく使うことで、顎・フェイスラインのたるみや首のシワ・たるみの予防・改善につながる。

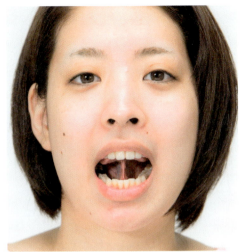
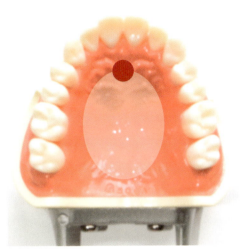

舌先は上顎の前歯の根元にある状態を維持する

# 6 スキンケアアドバイス

　患者自身で行っているスキンケアが愁訴発生の原因や治癒の妨げになっている場合があるため、その方法を聴取することが大切である。毎日のスキンケアで表層の角質を剥がし、細胞間脂質、天然保湿成分などからなる保湿成分を過度に擦り落としていると、皮膚の健康を損ねる原因となる。皮膚が乾燥、委縮すると正常な治癒力が低下するので、スキンケアの改善方法を指導して経過を観察すると良い。

## 6-1　基礎化粧品の使用方法

### 化粧落としの方法

　クレンジング剤はどのようなものを使用しているか聴取する。合成界面活性剤使用のクレンジング剤使用後に洗顔フォームを使用する洗顔は洗浄しすぎである。また、こすり落とすような化粧落としは角質層を擦るため使用しないほうが良い。クレンジング中にマッサージをして皮膚を擦っていないかも聴取する。

　クレンジングは石けん(石鹸素地)を泡立て、泡を押し当てるように洗顔すると良い。2回洗って落ちないような化粧品は使用しないように指導する。

### 洗顔の方法

　洗顔にはどのようなものを使用しているか聴取する。合成界面活性剤使用の洗顔フォームは皮脂層を破壊し乾燥やくすみ・シミの原因になる可能性があるので注意が必要である。スクラブ入り洗顔フォームも過剰に角質層が落ち、皮膚を乾燥させる。何回洗顔するのかなども聴取すると良い。

　洗顔方法は先述したように夜に1回石鹸(石鹸素地)を泡立て、泡を押し当てるように洗顔すると良い。朝は石鹸なしで水のみで洗顔する。お湯では皮脂を洗い流し過ぎるので35℃程度の水が良い。水で洗顔し汚れを落とした後、鼻や前額の皮脂を顔全体に化粧水のごとく伸ばすようにすると、過剰に出ていた皮脂が使われ、鼻の毛穴のひらきや皮脂のつまりが改善されてくる。

### 化粧水・美容液・乳液・クリームの塗布方法

　基礎化粧品をつける順にあげてもらい、つけ方も確認する。化粧水はすっと肌に浸透するといった宣伝文句のものには合成界面活性剤が使用されている場合が多い。乳液やクリームは水と油を混ぜる際に合成界面活性剤が使用されている。また、市販の基礎化粧品には防腐剤が含まれており、多くの種類をつけすぎると常在菌叢の乱れによって乾燥や角質細胞間接着の破壊の原因となり化粧品皮膚炎(累積性皮膚炎)になる可能性がある。叩いてつけるような方法は毛細血管を傷つけシミの原因となり、擦り付けていると角質層が剥がれ乾燥などの原因となる。

化粧水は手作りなどして、なるだけ防腐剤の入っていないものを使用すると良い。手掌に出し、温めてから手掌の圧で押さえて顔につけるようにする。擦らないように注意する。化粧水は洗顔後に肌につっぱる感覚があったときにのみつけると良い。つっぱる場合は洗顔後にすぐに化粧水をつけ、常在菌叢がバリアを作りやすい環境を整える。化粧水をつけてもつっぱり感が消えない場合だけ、ワセリンや脂質、オイルなどを米粒半分、もしくは1滴ほどを顔全体にラップの役目のよう覆うように伸ばして広げてつけるように指導する。

## 6-2 メイクアップ化粧品の使用方法

ファンデーションは粉、練り、リキッドタイプ等どのようなものを使用しているか聴取する。特にリキッドタイプファンデーションで肌になじむような宣伝文句のものは合成界面活性剤を使用しているものが多く、乾燥肌になりやすい。

ファンデーションは粉のものを使用すると良い。リキッドタイプを顔全体にまんべんなく塗ると顔が扁平な印象になり、シワにファンデーションが撚れて逆に目立つように感じる。また、スポンジで擦りつけて角質層を傷つけていないか聴取する。

粉のファンデーションを頬や額、顎、鼻など顔の高い場所に塗るほうがその場所に目が行き、シワが目立たなくメイクできる。また、過剰な洗顔もしないで済む。チークやアイシャドウ、アイラインなども洗顔で過剰に皮脂を落とさないようにお湯や水、石鹸で落とせるタイプを使用するように指導すると良い。

## 6-3 日常生活での注意

### パッティング、マッサージの方法

赤くなるまでパッティングをしていると、毛細血管が傷つきシミの原因となる。マッサージは滑材なく擦る方法は角質層を傷つけるので行わない。

### 日焼け止めの方法

日傘や帽子、サングラスなどを使用して、物理的に紫外線を避けるようにするとよい。合成界面活性剤を使用している日焼け止めの使用を控える。肌が乾燥すると皮膚の紫外線防止作用が低下するので保湿をするようにする。

### その他の注意事項

あかすり、パックなどのような、ときどき行うケアの頻度や薬剤、化粧品に対するアレルギー歴についても確認する。

背中のニキビはシャンプー・リンス剤の合成界面活性剤が残留しているため生じる場合がある。合成界面活性剤は水で洗い流しても約20％残留するため、洗髪の後に体を洗うように指導する。

## 巻末

診察法で使用する患者の主観的、客観的評価の表をまとめました。
使用方法は 2 章 p.40 〜 54 を参考にしてご使用ください。

# 付録1 主観的評価表

皆様のお顔の気になる状態の程度についてお聞きします。
それぞれの場所のたるみの状態についてどう思われますか？
以下の①～⑤のうち、一番あてはまる数字の枠に○（まる）をつけてください。

| たるみの場所 | ①気にならない | ②少しだけ気になる | ③気になる | ④かなり気になる | ⑤非常に気になる |
|---|---|---|---|---|---|
| 目の上 | | | | | |
| 目尻 | | | | | |
| 目の下 | | | | | |
| インディアンライン | | | | | |
| ほほ | | | | | |
| ホウレイ線 | | | | | |
| マリオネットライン | | | | | |
| あご・くび | | | | | |
| フェイスライン | | | | | |
| その他 | | | | | |

それぞれの場所のシワの状態についてどう思われますか？
以下の①～⑤のうち、一番あてはまる数字の枠に○（まる）をつけてください。

| シワの場所 | ①気にならない | ②少しだけ気になる | ③気になる | ④かなり気になる | ⑤非常に気になる |
|---|---|---|---|---|---|
| おでこ | | | | | |
| 眉間 | | | | | |
| 鼻根 | | | | | |
| 目の上 | | | | | |
| 目尻 | | | | | |
| 目頭 | | | | | |
| 目の下 | | | | | |
| インディアンライン | | | | | |
| ほほ | | | | | |
| ホウレイ線 | | | | | |
| 口周りの縦ジワ | | | | | |
| マリオネットライン | | | | | |
| あご・くび | | | | | |
| その他 | | | | | |

それぞれの場所の肌荒れの状態についてどう思われますか？
以下の①～⑤のうち、一番あてはまる数字の枠に〇（まる）をつけてください。

| 肌荒れの場所 | ①気にならない | ②少しだけ気になる | ③気になる | ④かなり気になる | ⑤非常に気になる |
|---|---|---|---|---|---|
| おでこ | | | | | |
| ほほ | | | | | |
| 鼻 | | | | | |
| あご | | | | | |
| その他 | | | | | |

顔色、くすみ、クマ、シミの状態についてどう思われますか？
以下の①～⑤のうち、一番あてはまる数字の枠に〇（まる）をつけてください。

| 顔色、くすみ、クマ、シミの場所 | ①気にならない | ②少しだけ気になる | ③気になる | ④かなり気になる | ⑤非常に気になる |
|---|---|---|---|---|---|
| 全体の顔色 | | | | | |
| 全体のくすみ | | | | | |
| 目の下のクマ | | | | | |
| 頬のシミ | | | | | |
| 目尻のシミ | | | | | |
| その他 | | | | | |

顔全体の気になる症状についてお聞かせください。
以下の①～⑤のうち、一番あてはまる数字の枠に〇（まる）をつけてください。

| 顔全体で気になる症状 | ①気にならない | ②少しだけ気になる | ③気になる | ④かなり気になる | ⑤非常に気になる |
|---|---|---|---|---|---|
| たるみ | | | | | |
| シワ | | | | | |
| 肌荒れ | | | | | |
| 顔色 | | | | | |
| くすみ | | | | | |
| クマ | | | | | |
| シミ | | | | | |

# 付録 2 拘縮度評価表

| 部 位 | 評 価 | 評価記入 |
|---|---|---|
| 下顔面の拘縮<br>・口輪筋<br>・上唇挙筋<br>・大小頬骨筋<br>・口角挙筋<br>・笑筋<br>・頬筋<br>・口角下制筋<br>・広頚筋<br>・オトガイ筋 | (++)：強い拘縮（揉捏時の強い痛み） | |
| | (+)：拘縮あり（揉捏時に痛みあり） | |
| | (±)：弱い拘縮（揉捏時に弱い痛み、もしくはなし） | |
| | (−)：拘縮なし（揉捏時に痛みなし） | ※拘縮の強い部位を追加記入 |
| 中顔面の拘縮<br>・眼輪筋<br>・頬骨上靭帯 | (++)：強い拘縮（揉捏時の強い痛み） | |
| | (+)：拘縮あり（揉捏時に痛みあり） | |
| | (±)：弱い拘縮（弱い痛み、もしくはなし） | |
| | (−)：拘縮なし（揉捏時に痛みなし） | ※拘縮の強い部位を追加記入 |
| 上顔面の拘縮<br>・眉間<br>・眉毛部 | (++)：強い拘縮（揉捏時の強い痛み） | |
| | (+)：拘縮あり（揉捏時に痛みあり） | |
| | (±)：弱い拘縮（弱い痛み、もしくはなし） | |
| | (−)：拘縮なし（揉捏時に痛みなし） | ※拘縮の強い部位を追加記入 |

| 上顔面の拘縮<br>・前頭筋<br>・頭部 | （++）：強い拘縮（揉捏時の強い痛み） | |
|---|---|---|
| | （+）：拘縮あり（揉捏時に痛みあり） | |
| | （±）：弱い拘縮（弱い痛み、もしくはなし） | |
| | （-）：拘縮なし（揉捏時に痛みなし） | ※拘縮の強い部位を追加記入 |

# 付録 3 主運動・代償運動評価表

| 部 位 | 評 価 | 評価記入 |
|---|---|---|
| 上唇・口角挙上運動<br>・上唇挙筋<br>・大小頬骨筋<br>・口角挙筋<br>・笑筋<br>運動方向：上もしくは斜め上 | MMT 0：筋収縮がまったく感じられない<br>MMT 1：短収縮、弱いけいれんなどが感じられる<br>MMT 2：重力下でけいれんしながら収縮が感じられるが、重力に抗してうごかすことができない。重力がなければ強縮できる<br>MMT 3：重力下でも強縮できる<br>MMT 4〜5：抵抗運動は皮膚を伸ばすのでおこなわない | |
| 代償運動<br>・口角下制筋<br>・広頚筋<br>・頬筋<br>・笑筋<br>運動方向：横もしくは斜め下 | （++）下唇を手で抑えても筋力をコントロールできず、上唇の運動もできない<br>（+）下唇を手で抑えても筋力はコントロールできないが、上唇の運動はできる<br>（±）下唇は手で抑えれば筋力をコントロールでき、上唇の運動もできる<br>（−）手で抑えなくても下唇と上唇が同じ筋力でコントロールできる | |
| 上唇収縮（寄せ）運動<br>・口輪筋（上周縁部）<br>運動方向：正中 | MMT 0：筋収縮がまったく感じられない<br>MMT 1：短収縮、弱いけいれんなどが感じられる<br>MMT 2：重力下でけいれんしながら収縮が感じられるが、重力に抗して動かすことができない。重力がなければ強縮できる<br>MMT 3：重力下でも強縮できる<br>MMT 4〜5：抵抗運動は皮膚を伸ばすので行わない | |
| 代償運動<br>・口輪筋<br>運動方向：前方 | （++）下唇を手で抑えても筋力をコントロールできず、上唇の運動もできない<br>（+）下唇を手で抑えても筋力はコントロールできないが、上唇の運動はできる<br>（±）下唇は手で抑えれば筋力をコントロールでき、上唇の運動もできる<br>（−）手で抑えなくても下唇と上唇が同じ筋力でコントロールできる | |
| 上唇外反運動<br>上唇挙筋群<br>・上唇挙筋<br>・小頬骨筋<br>・上唇鼻翼挙筋<br>運動方向：上 | MMT 0：筋収縮がまったく感じられない<br>MMT 1：短収縮、弱いけいれんなどが感じられる<br>MMT 2：重力下でけいれんしながら収縮が感じられるが、重力に抗して動かすことができない。重力がなければ強縮できる<br>MMT 3：重力下でも強縮できる<br>MMT 4〜5：抵抗運動は皮膚を伸ばすので行わない | |

| | | |
|---|---|---|
| 代償運動<br>・口輪筋（口唇：上縁部／下縁部・舌周縁部）<br>・オトガイ筋<br>運動方向：前方 | （++）下唇を手で抑えても筋力をコントロールできず、上唇の運動もできない<br>（+）下唇を手で抑えても筋力はコントロールできないが、上唇の運動はできる<br>（±）下唇は手で抑えれば筋力をコントロールでき、上唇の運動もできる<br>（-）手で抑えなくても下唇と上唇が同じ筋力でコントロールできる | |
| 下眼瞼運動<br>・眼輪筋下部（眼瞼部・眼窩部）<br>運動方向：上 | MMT 0：筋収縮がまったく感じられない<br>MMT 1：短収縮、弱いけいれんなどが感じられる<br>MMT 2：重力下でけいれんしながら収縮が感じられるが、重力に抗して動かすことができない。重力がなければ強縮できる<br>MMT 3：重力下でも強縮できる<br>MMT 4～5：抵抗運動は皮膚を伸ばすので行わない | |
| 代償運動<br>・皺眉筋<br>・眼輪筋（目頭・上部）<br>運動方向：内側 | （++）上眼瞼・皺眉筋を手で抑えても筋力をコントロールできず、下眼瞼の運動もできない<br>（+）上眼瞼・皺眉筋を手で抑えても上眼瞼の筋力をコントロールできないが、下眼瞼の運動はできる<br>（±）上眼瞼・皺眉筋を手で抑えれば上眼瞼の筋力をコントロールでき、下眼瞼の運動もできる<br>（-）手で抑えなくても上眼瞼と下眼瞼が同じ筋力でコントロールできる | |
| 上眼瞼筋力<br>・上眼瞼挙筋筋力<br>運動方向：上 | MMT 0：前頭筋を収縮せずに眼瞼を開くことができない<br>MMT 1：前頭筋を収縮せずに眼瞼を開けるが、虹彩は眼瞼に隠れている<br>MMT 2：前頭筋を収縮せずに重力に抗して眼瞼を開くことができない。重力がなければ虹彩全部見えて隠れていない<br>MMT 3：前頭筋を収縮せずに重力下でも完全に眼瞼を開くことができる。虹彩は全部見えて隠れていない<br>MMT 4～5：抵抗運動は皮膚を伸ばすので行わない | |
| 代償運動<br>・前頭筋<br>運動方向：上 | （++）前額を手で抑えても筋力をコントロールできず、上眼瞼の運動もできない。目を開けているとき前頭筋が収縮していて、弛緩することができない。<br>（+）前額を手で抑えても前頭筋の筋力をコントロールできないが、上眼瞼の運動はできる<br>（±）前額を手で抑えれば前頭筋の筋力をコントロールでき、上眼瞼の運動もできる<br>（-）手で抑えなくても前頭筋の収縮なく上眼瞼を挙上できる | |

# 付録 4 視覚的評価表

| 部位・種類 | | 評価 | 評価記入 |
|---|---|---|---|
| 上顔面 | | （＋）：あり<br>（±）：目立たないがあり<br>（－）：なし | |
| 額 | シワ | | |
| 眉間 | シワ | | |
| 鼻根 | シワ | | |
| 目の上部 | シワ・たるみ・くぼみ | | |
| 目の下部 | シワ・たるみ | | |
| 目尻 | シワ | | |
| 目頭 | シワ | | |
| 中・下顔面 | | （＋）：あり<br>（±）：目立たないがあり<br>（－）：なし | |
| インディアンライン<br>（ミットチークグローブ） | くぼみ・シワ・たるみ | | |
| 頬 | シワ・たるみ・やせこけ | | |
| ほうれい線 | シワ・たるみ | | |
| 口周り | 縦ジワ・たるみ・口角下がり | | |
| マリオネットライン<br>（ブルドックライン） | シワ・たるみ | | |
| 顎・首 | シワ・たるみ | | |
| フェイスライン | シワ・たるみ | | |
| 顔色 | | （＋）：あり<br>（±）：目立たないがあり<br>（－）：なし | |
| くすみ | | | |
| くま | 青クマ・黒クマ<br>（色素沈着によるクマ） | | |
| しみ | ほほ・目尻 | | |
| 肌荒れ | おでこ・ほほ・鼻・あご | | |

# 参考文献

1) 栢森良二．顔面神経麻痺のリハビリテーション．医歯薬出版株式会社，2010．
2) 北村 清一郎．臨床家のための口腔顎顔面解剖アトラス．医歯薬出版，2009．
3) 高瀬吉雄，石原勝，戸田淨．老化と皮膚．清至書院，1986．
4) トーマス.W．マイヤース．アナトミー・トレイン第2版—徒手運動療法のための筋筋膜経線．医学書院，2009．
5) 土門奏．黄金比率の魅力顔になる美顔率マッサージ＆トレーニング．ベースボールマガジン社，2009．
6) 日本抗加齢医学会分科会．見た目のアンチエイジング．光文社，2005．
7) Helen J. Hislop, Jacqueline Montgomery．津山直一，中村耕三 訳．頭部と頚部の筋 新・徒手筋力検査法 原著第8版．共同医書出版社，2008．
8) 宮地良樹，松永佳世子，古川福実，宇津木龍一．日本美容皮膚科学会監修．美容皮膚科学．南山堂，2005．
9) 大竹尚之．特集 フェイスリフト実践マニュアル フェイスリフトに必要な顔面解剖学，2006:8.1-4．
10) 柏谷元，藤村 朗，人見次郎ほか．顔の脂肪解剖．日本顔学会会誌，2010: 146(10)．
11) 柏谷元，小林誠一郎，藤村 朗ほか．笑いの表情筋について〜 M.malaris の重要性〜．日本顔学会会誌，2009:188(9)．
12) 島田和幸ら．ヒトの表情筋の形態的変異．日本顔学会会誌，2009:9(1) .230．
13) 福田慶三，中西雄二．PEPARS 特集フェイスリフト実践マニュアル deep layer, 2006:8.84-90．
14) 森山浩志．顔面神経麻痺の形態計測学的考察,FACIAL NERVE RESEARCH JAPAN, 2007:27.67-69．

## 土門 奏(どもん・かなで)

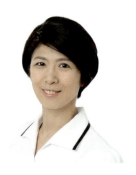

国際鍼灸専門学校、筑波大学理療科教員養成施設卒業。日本医学柔整鍼灸専門学校専任教員、筑波大学理療化養成施設理療診療部専攻生・研究生、筑波大学大学院体育総合実験棟トレーナーズクリニックを経て、2008年に土門治療院を開業。著書に『美顔率[マッサージ&トレーニング]』(ベースボールマガジン社)、『10歳若返る「顔グセ直し」』(講談社)、『シワ図鑑』(講談社)などがある。

| | |
|---|---|
| カバーデザイン | 掛川竜 |
| 本文デザイン | 大里早苗(グラフィックメイト) |
| 本文DTP | ケイズプロダクション |
| 写真 | 田尻光久、iStock.by Getty images |
| イラスト | 穂積栄治(LIGHT STAFF) |
| モデル | 黒瀬結衣 |
| | Rico |

### 美顔鍼
―美顔率と解剖機能からのアプローチ―

2015年2月10日　初版第1刷発行
2023年4月20日　初版第6刷発行

| | |
|---|---|
| 著者 | 土門奏 |
| 発行者 | 戸部慎一郎 |
| 発行所 | 株式会社医道の日本社 |
| | 〒237-0068 神奈川県横須賀市追浜本町1-105 |
| | 電話　046-865-2161 |
| | FAX　046-865-2707 |
| 印刷・製本 | 大日本印刷株式会社 |

©KANADE DOMON 2015
Printed in Japan
ISBN978-4-7529-1143-2
本書の内容、イラスト、写真の無断使用、複製(コピー、スキャン、デジタル化)、転載を禁じます。